肺炎を正しく恐れる

大谷義夫

日経プレミアシリーズ

はじめに

「息が苦しい、もうダメかもしれない――何度もそう思いました」

これは、私の後輩の呼吸器内科医が、自らも新型コロナウイルスに感染し、重い肺炎に苦しんだときのことを振り返っての言葉です。

彼はＰＣＲ検査で陽性となり、新型コロナウイルスの感染が判明してすぐ、症状が一気に悪化し、集中治療室で14日間以上、病気と闘い、もはや五分五分かという状態から奇跡的に生還しました。

人工肺（ＥＣＭＯ）を利用しなければならないほど重症化した場合には、回復しても、肺の一部が線維化して呼吸機能が低下するなどの後遺症に悩まされることが少なくありません。彼もまさにその状態なのですが、「一人でも多くの患者さんを救いたい」と前線に戻り、今でも病院での勤務を続けています。

２０２０年に入ってから新型コロナウイルス感染症が世界中に広まり、現在に至っても多くの方の命を奪い続けているのは、みなさんがよくご存じの通りです。亡くなられた方のご冥福を心よりお祈りいたします。

私は、医師になって30年以上、呼吸器内科を専門とし、大勢の肺炎の患者さんと向き合ってきましたが、この数カ月ほど、自分たちの仕事が命の危険と隣り合わせであると実感したことはありませんでした。

正直に言うと、私も「コロナが怖い」です。

そして、日々クリニックで患者さんを診察するに当たって、みなさんが大きな不安を抱えながら過ごしているということも痛感しています。この状況で熱が出れば、「コロナにかかったのか」と心配するのも当然でしょう。呼吸器に持病がある方が、外出を心配してオンライン診療を選択することも増えています。

そして、私が診察した新型コロナウイルス感染症の患者さんの中には、「なぜ自分が」と困惑を隠せない方もいました。手洗い、アルコール消毒、マスク、人混みを避ける、飲食店には行かないなどの対策をきちんとしていたのに、なぜ……と。勤務先などの無理解から、ひどい抑うつ状態に陥ってしまった方もいました。本当に気の毒です。

人々に不安を与え、社会の姿を一変させ、今なお収束の気配を見せないこのウイルスはいったい何なんだと、多くの人がいらだちを覚えているでしょう。このウイルスは、当初の予想よりもはるかに甚大な災厄をもたらす、非常にやっかいなものです。

このような状況で、自分や身近な人の命と健康を守るためには、正しい知識を身につけることが大切です。正しい知識があれば、怖がるだけでなく「正しく恐れる」ことができるからです。

新型コロナウイルスについては、まだまだ分からないことが多いものの、その大まかな姿が明らかになってきました。それをもとに、人との間隔を空ける、近い距離で会話をするときはマスクをつける、30秒かけて手洗いする、などの「新しい生活様式」も考案されました。

また、ＰＣＲ検査の体制が大幅に拡充され、欧米などと比べると不十分との指摘もありましたが、症状がまだ出ていない濃厚接触者の感染も積極的に調べられるようになりました。発症した場合でも、治療薬の活用などにより重症化を防ぐ知見もたまってきました。そのおかげもあり、２０２０年7月以降の感染者の再拡大では、重症者の数をある程度抑えることができています。

このように、正しい知識のもと、新型コロナを「正しく恐れる」ことができるようになってきたのです。

そのうえで、私は「肺炎」という病気についてもっと深く知ることが重要なのではないかと考えています。というのも、肺炎については、誰もが名前は知っているものの、その実態を理解している人はあまり多くはありません。

そもそも、肺炎とはどのような病気なのか。なぜ、以前から肺炎で亡くなる人が多いのか。新型コロナウイルスによる肺炎は、これまでとは何が違うのか。そして、肺炎を遠ざけ、命を守るにはどうしたらいいのか。

このような肺炎について正しい知識を身につけることが、私たちの社会を覆っている大きな不安を和らげることにつながるのではないか――。これが私の思いであり、そしてこの本を書いた理由です。

かくいう私も、日々患者さんを診ながら、勉強を続けている身です。

毎日のようにアップされる論文、更新され続ける各種データ、世界中で配信される新型コロナウイルス関連のニュース、そして呼吸器内科医の仲間たちと連日繰り広げているディスカッションの数々。これらから得た情報と知見をなんとか一冊にまとめたのが本書です。

私のクリニックは、東京・池袋の中心部にあります。クリニックを改修し、窓を増設したり、機械を入れて陰圧スペースを作り、ＰＣＲ検査の唾液検体の採取ができるようになりました。

そして、この本を書きながら、連日のようにコロナ疑いの患者さんを診察しています。

新型コロナウイルス感染症がどのような形で収束を迎えるのかは、現時点では分かりません。ですが、本書を通じてコロナと肺炎について理解を深めることで、みなさんの心の平穏と、感染予防、そして健康に少しでも貢献することができたら、こんなにうれしいことはありません。

２０２０年８月

大谷義夫

目次

第2章

テレビ出演をきっかけで浴びたいわれなき批判

かからない、うつさないために

第3章 リスクの高い人、低い人の違い

新型コロナの重症化のリスク因子は?
入院は「中等症」から
回復後も残る呼吸機能の低下
軽症でも残る後遺症の謎
睡眠時間は絶対に6時間を切らない
たんぱく質をしっかりとり、朝食は抜かない
軽い運動で免疫力をアップ

第4章

日本人はなぜ肺炎で死ぬ人が多いのか

肺炎は日本人の死因の第3位
がんは克服できても「最期は肺炎」は意外と多い
誤嚥性肺炎こそが〝最後のハードル〟
確実に対策したいのは「肺炎球菌」

本文イラスト　堀江篤史
図版制作　増田真一

第　1　章

新型コロナウイルスによる肺炎は、これまでと何が違ったのか？

そもそも肺炎とは何か？

私は、呼吸器内科医として30年以上、肺炎と向き合ってきました。毎日のように肺炎の患者さんを診察し、また肺炎の研究を続けてきました。その経験から言えるのは、新型コロナウイルスによる肺炎は、従来の肺炎と違う新しい部分があるものの、共通しているところも多い、ということです。

当たり前のように聞こえるかもしれませんが、従来の肺炎と違う部分と、共通している部分について整理することは、対策や予防について考えるうえでとても大切です。

そもそも肺炎とは、どのような病気でしょうか。肺炎とは、その名の通り「肺に炎症」が起きるものです。原因の多くは感染症で、気道から侵入した細菌やウイルスなどの病原体が肺の中で炎症を引き起こします。なお、感染症が原因ではないアレルギー性の「過敏性肺炎」や「薬剤性肺炎」などもあります。

感染症が原因で肺に炎症が起きるという状態を理解するためには、同じ呼吸器の感染症である「風邪（かぜ）」と比較すると分かりやすいでしょう。

図表1-1　呼吸器の仕組み

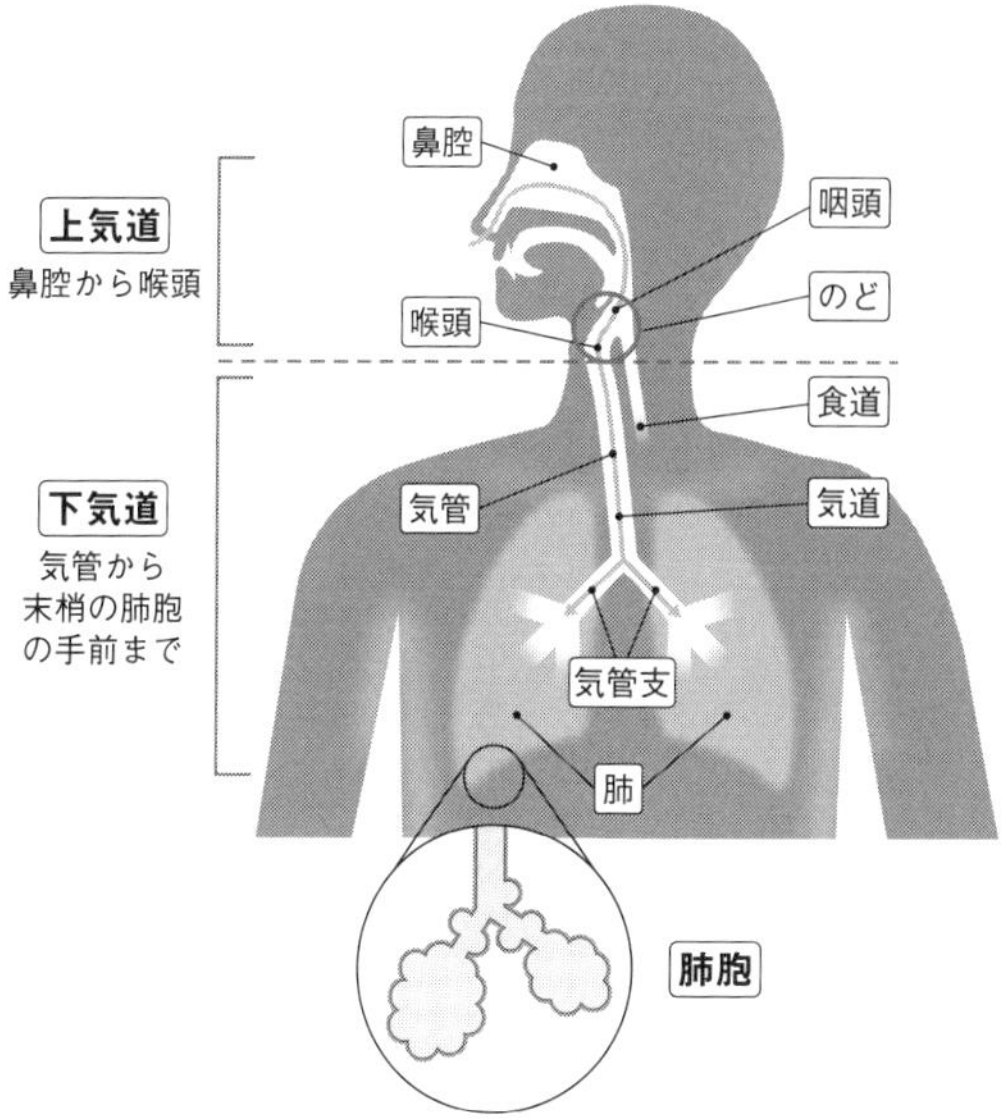

風邪は、肺炎とは炎症が起きる場所が違います。別名「上気道炎」というように、気道のうち、食べ物も通る上側の「上気道」（鼻腔から咽頭・喉頭）で炎症が起きている状態です。

上気道より奥の、空気しか通らない下部が「下気道」（気管から末梢の肺胞の手前まで）です。体のさまざまな防御システムがあるため、健康な人なら下気道まで細菌やウイルスの侵入を許すことはありません。

つまり、普通の風邪の場合

は、ウイルスが侵入したとしても上気道止まりとなるので、たいていの場合、のどや鼻などの炎症で終わります。それに対し、下気道の肺まで病原体の侵入を許し、炎症が起きてしまったのが肺炎なのです。

ところで、新型コロナウイルスに感染すると、まず風邪のような症状が1週間ほど続きます。やっかいなことに、感染しても無症状の人がいるのですが、この点については後ほど取り上げます。

多くの人は風邪のような症状が出るだけで回復しますが、中には重い肺炎の症状が出る人もいます。それが、上気道にとどまらず下気道にもウイルスの侵入を許した場合です。

新型コロナウイルス感染症の臨床的な難しさは、感染初期の症状が風邪とよく似ていて、簡単には見分けがつかないことです。それだけでなく、咳や鼻水や発熱といえば、花粉症やインフルエンザの症状とも共通しています。

実際、2～4月のスギ花粉症の季節には、咳（せき）や鼻水が出たときに「これは花粉症なのか、それともコロナか」と不安に思った方も多いでしょう。また、これから冬のインフルエンザの流行期になると、熱が出たときに、「これはインフルか、それともコロナか」と判断に迷

図表1-2　新型コロナウイルス（SARS-CoV-2）

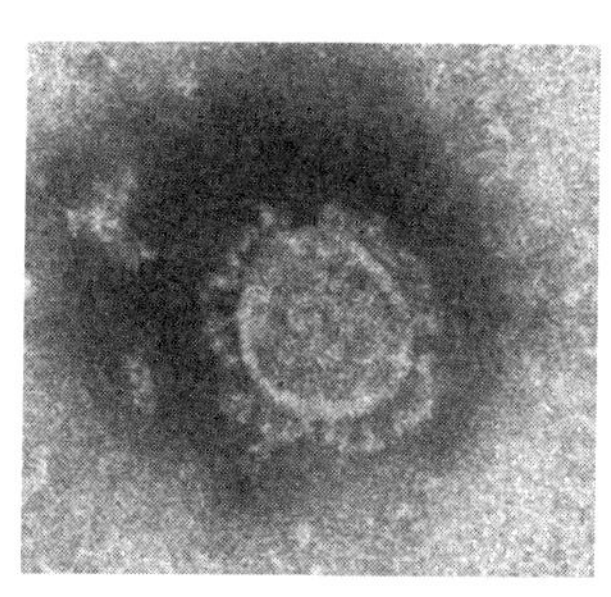

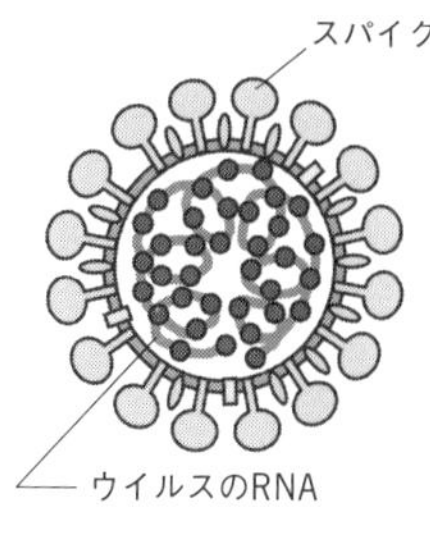

（出所）国立感染症研究所のホームページより

うことになります。

同じコロナウイルスでもこれだけ違う

新型コロナウイルスという未知の病原体にどう対処すればいいのか、初めは我々医療従事者も手探りでした。

ただ、このウイルスは、コロナウイルスの仲間であることははっきりしていました。人間に感染するコロナウイルスは、これまでに７種類が確認されています。

そのうち４種類が、普通の風邪を引き起こすもので、これらは風邪全体の10～15％を占めるといわれています。

そして、２００２年に中国・広東省に端を発した重症急性呼吸器症候群（SARS）と、2012年にアラビア半島で報告された中東呼吸器症候群（MERS）も、それぞれ原因となるのはコロナウイルスの一種です。

そして7番目のコロナウイルスが、中国・湖北省武漢市で発生した新しい肺炎の原因となる新型コロナウイルスで、専門的には「SARS-CoV-2」という名称になっています。また、新型コロナウイルス感染症の病名のほうは「COVID-19」です。

新型コロナウイルスは、遺伝子的には、SARSのウイルスと8割弱が共通で、MERSのウイルスとは5割ほどが共通だそうです（Lancet. 2020; 395: 565-74.）。

コロナウイルスの見た目の特徴は、外側に突き出たスパイク（突起）です（前ページ図）。これが「王冠」のように見えることから、その名前がつきました。「コロナ」とはギリシャ語で王冠のことです。

感染する最初のきっかけになるのが、この突起です。新型コロナウイルスは、鼻やのど、そして肺の細胞に感染し、その中でウイルスが複製されます。人間の細胞の表面にある「ACE2受容体」というレセプター（受容体）と突起が結合することで、ウイルスの遺伝情報を持ったRNAが人間の細胞の中に侵入します。

同じコロナウイルスの仲間なので共通している点はもちろんあるのですが、異なる点も多くあります。例えば、ＳＡＲＳの感染者は発熱や咳などの症状が出てから24時間以上経たないとウイルスを人にうつすことはありませんでした。つまり、症状が出てから感染者を隔離すればよいので、対策が比較的とりやすかったのです。

ところが、新型コロナウイルス感染症の場合、症状が出る前から人にうつす可能性があることが分かりました（Science. 2020; 368: 6491, eabb6936.）。そのため、感染力がＳＡＲＳよりも高くなっていると考えられています。

なぜこのような違いがあるのか、仕組みはまだ分かっていません。ただ、ＳＡＲＳではウイルスが結びつくレセプター（受容体）が肺に多いのに対し、新型コロナウイルスでは肺だけでなく上気道にも多いことが関係しているかもしれない、ともいわれています。

軽症で済むのが8割、重症化するのが2割

それでは、新型コロナウイルスに感染し、発症した場合、どのような経過をたどるのでしょうか。厚生労働省がまとめた『新型コロナウイルス感染症診療の手引き第２・２版』で

図表1-3　新型コロナウイルス感染症の経過と症状の割合

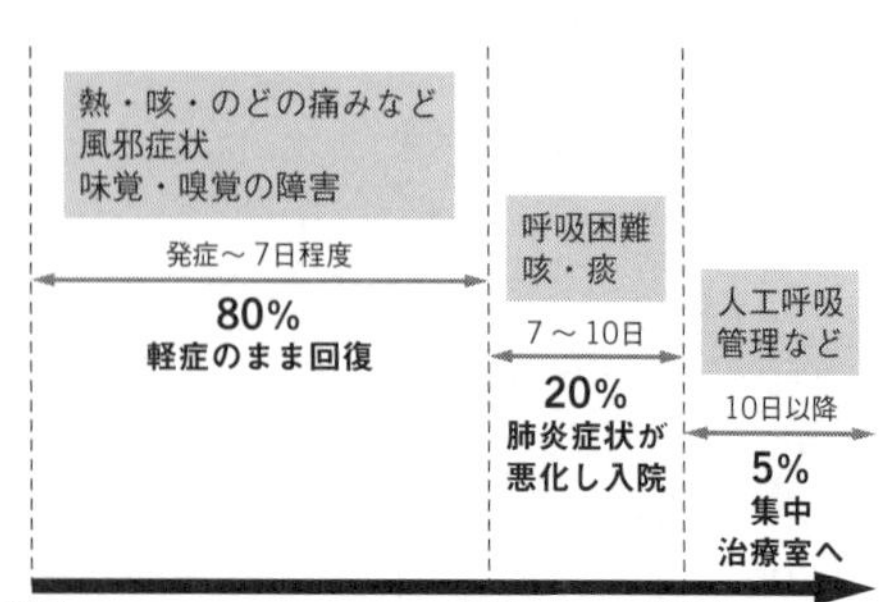

（出所）厚生労働省『新型コロナウイルス感染症診療の手引き第2.2版』を基に作成

は、次のようにまとめられています。

発症した人のうち大まかに8割ほどは、発熱や風邪の症状、頭痛、倦怠(けんたい)感、嗅覚(きゅうかく)・味覚(みかく)の障害などが1週間程度続いた後、先ほども述べたように軽症のうちに回復し、残りの2割は、呼吸困難や息切れなど、肺炎の症状が悪化します。

そしてさらに、全体の5%程度は、発症してからおよそ10日程度が経過すると、人工呼吸器や人工肺（ECMO）などの呼吸管理が必要な状態になり、集中治療室に入って治療を行わなければならなくなります。

発症した人の症状は実にさまざまですが、発熱や咳などの割合が高く、倦怠感や痰(たん)、息切れなどが2～3割の患者に見られます。これは、中国のデータです（N Engl J Med. 2020; 382: 1708-1720.）。嘔吐や下痢など、消化器の症状は比較的少ないといわれています。

重症化してしまう人と、軽症で回復する人の違いは何でしょうか。

よくいわれているように、重症化するリスクが高いのは、高齢者や、糖尿病・心不全・慢性呼吸器疾患・高血圧・腎臓病・がんなどの基礎疾患のある人、そして喫煙者などであることが分かっています（Lancet. 2020; 395: 497-506.）。

そのため、日本で新型コロナウイルス感染症対策として出された緊急事態宣言が解除されても、リスクの高い高齢の人などはあまり外出せず、若い人が街に出たため、２０２０年６～７月の新規感染者は若年層が多かったとい

図表1-4　新型コロナウイルス感染症の症状

症状	割合
発熱	88.7%
咳	67.8%
倦怠感	38.1%
痰	33.7%
息切れ	18.7%
関節痛・筋肉痛	14.9%
咽頭炎	13.9%
頭痛	13.6%
悪寒	11.5%
嘔吐	5.0%
下痢	3.8%

（出所）N Engl J Med. 2020; 382: 1708-1720.

われています。

リスクが高い人の特徴については、第3章で詳しく取り上げていきましょう。

新型コロナウイルスは「間質性肺炎」を引き起こす

新型コロナウイルスによる肺炎は、どのような特徴を持っているでしょうか。これを理解するには、肺炎の「分類」について着目する必要があります。

というのも、肺炎にはとても多くの種類があり、その分類の仕方についても何通りもあるのです。

例えば、「病原体」の種類に基づいて分類すれば、「細菌性肺炎」「ウイルス性肺炎」などと分けることができます。もちろん、新型コロナウイルスが原因の肺炎は、ウイルス性肺炎に分類されます。

そして、「肺のどこに炎症が起きたか」という分類もあります。この分け方は、新型コロナウイルスによる肺炎を理解するうえで、とても重要です。

肺の中でも、気道の末端にある「肺胞（はいほう）」という小さな袋の中で炎症が起きているものを

図表1-5　肺炎の分類の例

病原体による分類

細菌性肺炎	肺炎球菌、黄色ブドウ球菌、インフルエンザ菌などが原因
ウイルス性肺炎	新型コロナウイルス、インフルエンザウイルス、RSウイルス、麻疹ウイルスなどが原因
非定型肺炎	マイコプラズマ、クラミジアなどの微生物が原因

炎症が起きる**肺の場所**による分類

肺胞性肺炎	肺胞の中で細菌などが原因となり炎症が起きる
間質性肺炎	肺胞壁やその周辺の間質で、ウイルスやアレルギーなどが原因となって炎症が起きる

「肺胞性肺炎」といいます。代表的なのが、肺炎球菌や黄色ブドウ球菌などの細菌が原因となって炎症を起こす場合です。

一方、ウイルスが原因の肺炎は、肺胞の壁やその周辺の「間質（かんしつ）」で炎症が起きるもので、「間質性肺炎」と呼ばれます。

新型コロナウイルスによる肺炎の診断や治療の難しさは、この間質性肺炎に分類されることに由来されるといっても過言ではありません。

ウイルスが原因の肺炎は診断が難しい

肺胞性肺炎と間質性肺炎の違いについて、もう少し掘り下げてみましょう。そう

図表1-6　肺胞性肺炎と間質性肺炎の違い

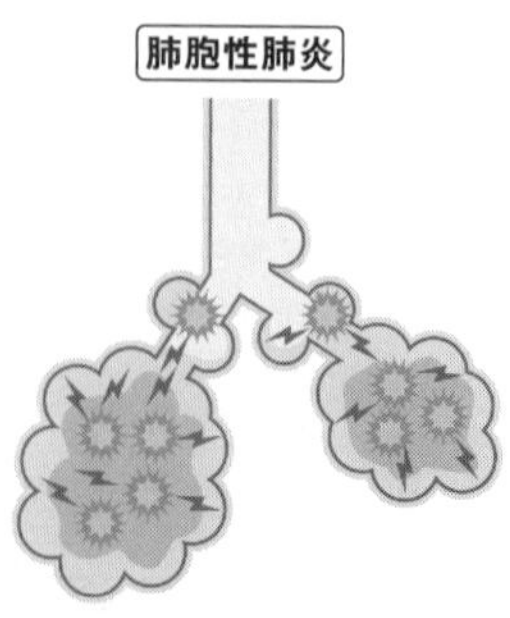

肺胞の中で細菌が増殖し、炎症が起きる。画像診断でははっきりとした影ができる

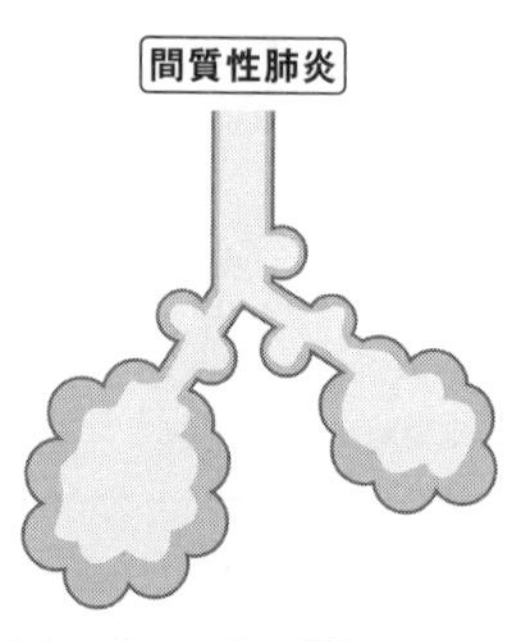

ウイルスやアレルギーが原因で肺胞壁とその周辺の間質で炎症が起きる。画像診断では薄いすりガラス状の影ができる

すれば、なぜ新型コロナウイルスによる肺炎で重症化した患者さんが、あれだけ苦しまなければならないのかが分かるはずです。

ご存じのように、人間は呼吸をすることで、酸素を体に取り入れ、二酸化炭素を吐き出します。口や鼻から入った空気は、気管を通って肺に入り、肺胞で酸素と二酸化炭素のガス交換が行われます。そのため、肺胞の壁はとても薄くできています。

酸素は、肺胞壁を走る毛細血管内に取り込まれ、心臓に送られ、そこから血流に乗って全身に運ばれます。二酸化炭素は、酸素と入れ替わりに肺胞壁の毛細血管内から排出され、気管支から口や鼻を通って、体外に出るのです。

ウイルスによる間質性肺炎では、気管から肺胞内に侵入したウイルスが、肺胞の壁の細胞に感染し、その周辺にある間質も含めて炎症を起こします。原因となるウイルスは、新型コロナウイルス以外にも、インフルエンザウイルスや、ＲＳウイルス、麻疹（はしか）ウイルスなどが挙げられます。また、カビや薬剤などのアレルギー、膠原病（こうげんびょう）などの自己免疫によっても間質性肺炎は起きます。

それに対し、肺胞性肺炎では、気道から侵入した肺炎球菌や黄色ブドウ球菌などの細菌が、肺胞内で増殖し、炎症を起こします。細菌はウイルスとは違い、自力で細胞分裂をして増殖することが可能です。

肺胞性肺炎は、レントゲンなどの画像診断では濃い白い影が映ります。これは「浸潤影（しんじゅんえい）」といって、炎症によって組織や細胞から染み出した液体と、そこに含まれる炎症物質が映ることによってできる影です。一方、間質性肺炎では、薄くぼんやりした影しか映らず、軽症の場合はＣＴ（コンピューター断層撮影）でなければ分からないほどです。

ちなみに、ウイルスが原因の肺炎では両側の肺で影が出てくることが多く、細菌が原因の肺炎では、基本的に片側の肺にのみ影が出ることが多いという違いもあります。

図表1-7　細菌とウイルスによる肺炎の画像診断（CT画像）

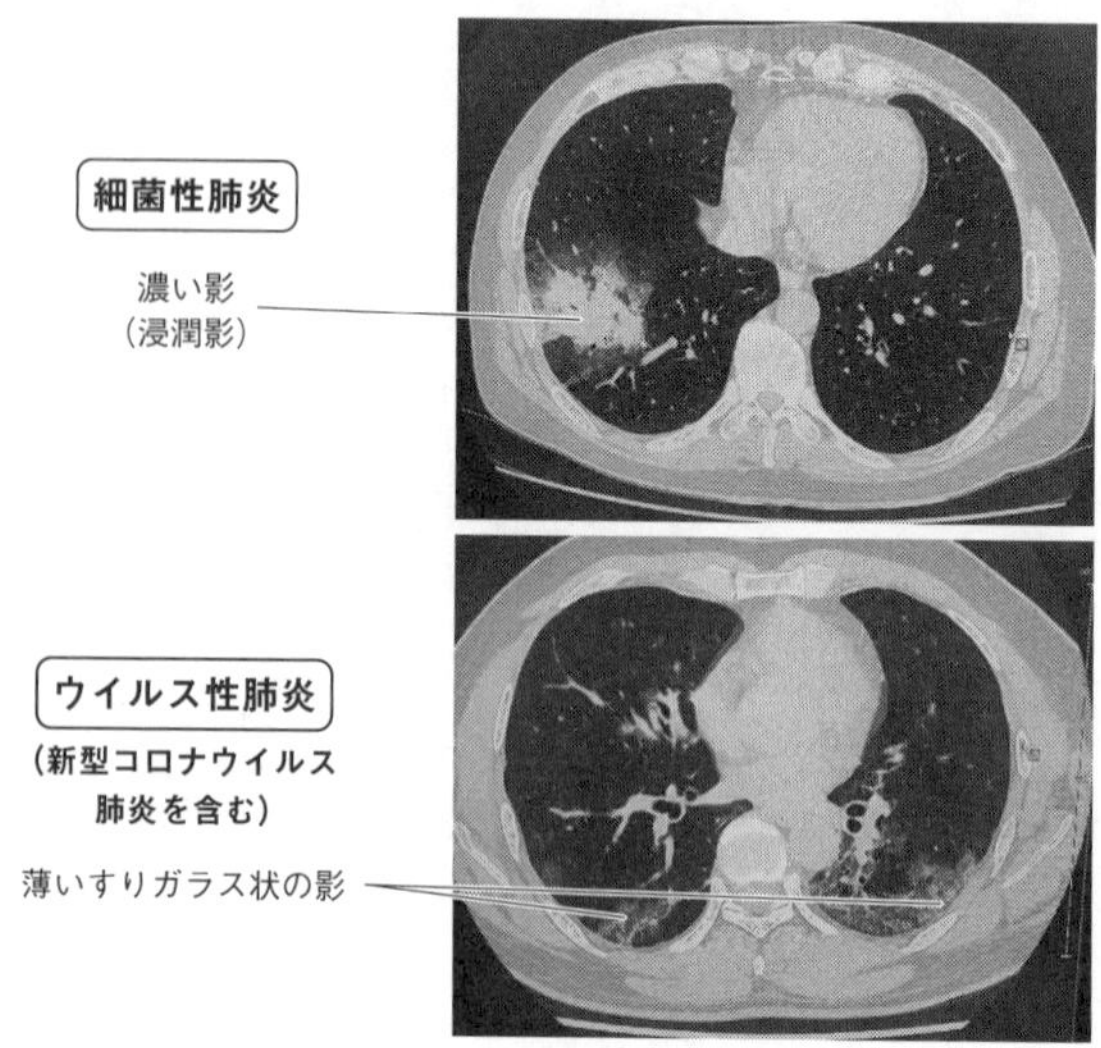

（出所）池袋大谷クリニック提供

はっきりとした影が映るほうが診断をつけやすいことは容易に想像がつくでしょう。それだけでなく、細菌が原因の肺胞性肺炎では、咳とともに、膿（うみ）ともいえる黄色や緑色の痰がたくさん出てきますし、さらに、聴診器を胸に当てると特徴的な音が聞こえてくるので分かりやすいのです。

現在は、新型コロナウイルスの感染が拡大しているので、発熱があって画像診断で薄い影が映っていれば、ＰＣＲ検査をしましょうという流れになっています。従来はそうではなく、そもそもウイルスが原因の間質性肺炎はケースとして数が少ないため、診断が難しい肺炎でした。

例えば、高齢者がインフルエンザになったとき、肺炎を併発することが多いのですが、その場合、必ずしもインフルエンザウイルスが原因で肺炎になるわけではありません。インフルエンザになって免疫力が低下したことで、肺炎球菌などの細菌が侵入しやすくなり、肺炎を引き起こすことのほうが多いのです。

それくらい、ウイルスが原因の間質性肺炎はまれで診断が難しいのです。

間質性肺炎は、マイコプラズマやクラミジアなどが原因でも起きます。これらは、ウイルスよりは大きいものの、細菌よりもずっと小さい微生物（生物学的には細菌の仲間に分類されるが、一般的な細菌とは性質がかなり異なる）なので、肺胞の壁や間質に入り込むことができるのです。ですから、以前はＣＴなどの画像診断で肺に薄いすりガラス状の影が見えた場合、マイコプラズマなどの微生物が原因である可能性をまずは探っていました。

そうではない場合は、カビや鳥のフンや薬剤などによるアレルギーが原因ではないかと考え、患者さんに生活環境やこれまでのアレルギーの有無を聞き、それも違えばウイルス性を疑っていたのです。

このように、なかなか原因が特定できないというのが間質性肺炎の特徴なのです。なお、自己免疫疾患である膠原病による間質性肺炎は慢性であることが多いので、新型コロナウイルスのような急性の間質性肺炎では鑑別する必要はあまりありません。

細菌性の肺炎なら治療もしやすいが…

私は、東京医科歯科大学に勤務していた頃や、米国に留学していた時代には、間質性肺炎を主に研究していました。

原因としてアレルギーが疑われる場合に、患者さんの自宅を拝見することもあります。カビが原因であれば、家の中からカビを除去しなければ再び肺炎になってしまう可能性もあるからです。

以前、私のクリニックを受診した重症の間質性肺炎の患者さんは、自宅が広島でしたが環境調査のために訪れてみたところ、家のすぐ裏が山で、雨水が家の下を流れ、非常に湿度が高い環境でした。その方は、トリコスポロンというカビが原因の間質性肺炎だったのです。

先ほども述べたように、間質性肺炎はケースこそ少ないものの、原因がすぐには分からないことが多く、対処が難しい肺炎です。それが、新型コロナウイルス感染症によって、このように大々的にクローズアップされることになるとは思いもしませんでした。

間質性肺炎は、診断だけでなく治療も難しいといえます。

細菌が原因の肺胞性肺炎が疑われる場合は、抗菌薬（抗生物質）を投与すれば症状が良くなることが多く、また複数の菌に対して効く抗菌薬が主流です。感染している細菌の種類を特定するのには時間がかかりますが、特定を待たなくても、投与した抗菌薬が効いて改善に向かうということがよくあるのです。

そもそも、コロナ以前は、肺炎全体の3割は肺炎球菌が原因で、これにはワクチンがあります。つまり、予防も比較的しやすいのです。

一方で、ウイルスが原因の間質性肺炎の場合、そのウイルスを退治する抗ウイルス薬があればいいのですが、そもそもインフルエンザなど一部のウイルスにしか治療薬がないのが現実です（抗インフルエンザウイルス薬も、ウイルスの増殖を抑えるだけで、ウイルスそのものを殺す力はない）。ご存じのように新型コロナウイルスもまだ、抗インフルエンザウイルス薬のようにクリニックですぐ処方可能な治療薬はありません。

薬がない以上、治療は対症療法が中心となります。つまり、症状を緩和しつつ、体が免疫の力でウイルスを退治するのを待つのです。人工肺（ＥＣＭＯ）を利用するのも、そのための時間稼ぎだといえます。

なお、間質性肺炎の中でも、マイコプラズマやクラミジアなどの微生物が原因の場合は、抗菌薬が効くので、治療法は細菌が原因の肺炎に近くなります。

新型コロナウイルスは「免疫の暴走」を引き起こす

新型コロナウイルスによる肺炎は、ウイルス性肺炎であるのはもちろんなのですが、アレルギーが原因の過敏性肺炎や、膠原病に伴う間質性肺炎と似た特徴もあります。

これはどういうことでしょうか。

アレルギーや関節リウマチなどの自己免疫疾患（膠原病）では、「免疫の暴走」が問題となります。つまり、本来は自分の体を守るための仕組みである免疫が、何らかの理由から暴走し、健康な状態にあるはずの細胞まで攻撃してしまうのです。

そして、新型コロナウイルスに感染した人の肺でも、同じような免疫の暴走が起きているのです。それはこのような仕組みです。免疫細胞がウイルスと闘うとき、「サイトカイン」という物質が放出されます。これは、ほかの免疫細胞に病原体を警戒させ、攻撃を強めようとするためなのですが、何らかの理由でこのサイトカインの放出が制御できなくなり、「サイトカインストーム」、つまり嵐（ストーム）のような状態になって過剰に免疫反応が続いてしまうのです。

肺で過剰な炎症が起きたことが敗血症（はいけつしょう）や多臓器不全を招き、新型コロナウイルス感染症の患者さんが亡くなるというケースも多いと考えられています。肺炎の症状が出たと思ったら、一気に悪化し、あっという間に生命の危機に直面するのは恐ろしい限りです。

一方で、アレルギー治療のための薬が、新型コロナウイルスによる肺炎にも利用できることが分かってきました。

急性の過敏性肺炎の治療には、ステロイドの投与が有効です。以前から、原因不明の急性間質性肺炎や慢性間質性肺炎の急性増悪（ぞうあく）の治療にもステロイドが使用されており、救命できることもあれば、残念ながら救命できないこともありました。日本でも、聖路加国際病院のグループが、7人の新型コロナウイルスの重症肺炎患者にステロイドを使用して救命できたと報告しています（Respirol Case Rep. 2020; 8(6): e00596)。

2020年7月には、デキサメタゾン（商品名：デカドロンほか）というステロイド薬が、新型コロナウイルス感染症の治療薬として厚生労働省に正式に認められました。デキサメタゾンは、アレルギーや自己免疫疾患など、幅広い炎症性の疾患に使われているステロイド薬で、重症感染症にも効果が認められています。

デキサメタゾンは海外の研究で重症例に対する効果が認められたため、厚生労働省の指針の中で正式に治療薬として位置づけられました。新型コロナの患者さんには錠剤または静脈注射で投与されます。

いずれにせよ、新型コロナウイルスによる肺炎は、ウイルスが原因の肺炎ではあるものの、アレルギーが原因の過敏性肺炎との共通点もあり、その知見が生かせるというのが重要なポイントなのです。

医療従事者の苦悩

ここまで、肺炎とはどのような病気なのか、そして、新型コロナウイルスが原因となる間質性肺炎とはどのようなものなのかについて解説してきました。

非常にやっかいで、治療が難しいということが分かっていただけたでしょうか。

そのような病気と、我々医療従事者は闘っているのです。

私は現在、東京・池袋にクリニックを構えています。クリニックは、新型コロナウイルスに感染した可能性のある患者さんと医師が最初に接点を持つ、いわば最前線の１つです。

私のクリニックでは、感染症対策として受付をアクリルのガードで覆い、待合室では密にならないよう、ソファを片づけ、椅子の間隔を空け、クリニックでは珍しい自動精算機を導入しました。診察室でもガードをつけ、窓を新たに増設し、空気を循環させる設備も追加し、陰圧スペースを用意してＰＣＲ検査のための唾液検体がとれるようになっています。

こうした設備投資はもちろん、支出を伴います。

クリニックによっては、新型コロナウイルス感染症の拡大により患者さんの足が遠のき、

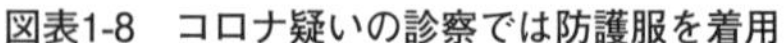

図表1-8　コロナ疑いの診察では防護服を着用

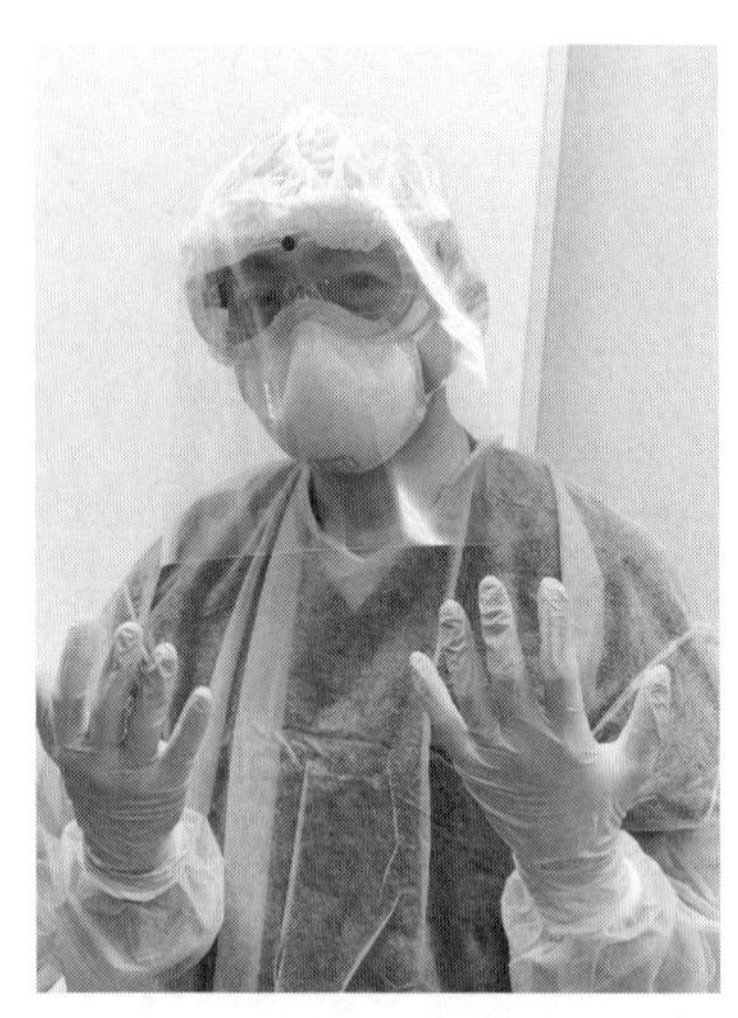

（出所）池袋大谷クリニック提供

経営が苦しくなったところもあります。私の知り合いで、収入が50％以下に落ち込み、持続化給付金を申請したクリニックもありました。

また、大きな総合病院では経営的な打撃がさらに大きく、赤字に落ち込み、そこで働く医療従事者のみなさんの給料が減らされるという事態も起きています。新型コロナウイルス感染症の患者さんを積極的に受け入れた病院ほどそのような状況になっているのですから、これは由々しき問題です。

クリニックに関していうと、新型

コロナウイルスに感染した疑いのある患者さんを診察できる体制がとれるところばかりではありません。それは仕方がないことです。唾液の検体採取を行っているところもあまり多くはありません。

ですが私は、できる範囲で患者さんを受け入れたいと考えています。

現在、私のクリニックはすべて予約制です。新型コロナウイルスの感染が疑われる、発熱などの症状を訴える患者さんは、定期通院される喘息(ぜんそく)やＣＯＰＤ（慢性閉塞性肺疾患）の患者さんなどと一緒にならないよう、お昼休みの時間帯か、その日の診療の最後に診ることにしています。大きな病院であれば、院内感染を防ぐためにレッドゾーンとグリーンゾーンに分けることも可能ですが、私のクリニックでは時間で区切って、レッドタイムとグリーンタイムに分けているというわけです。

コロナ疑いの患者さんに対しては、来院前に電話で問診することでクリニックの滞在時間を減らし、診察のときは防護服を着て、終わったら診察室などを消毒します。１人につき、どうしても30分はかかります。

唾液のＰＣＲ検査の結果、陽性ということになれば、保健所に連絡して入院またはホテル隔離となります。ＰＣＲ検査は偽陰性（本来は陽性なのに陰性になるケース）が３割程度あるので、結果が陰性でもＣＴ画像で肺炎が認められれば、私の古巣の東京医科歯科大学などと連携しながら治療に当たります。

クリニックでＰＣＲ検査の唾液検体が採取できるようになったのは、７月下旬以降です。クリニックで行う唾液によるＰＣＲ検査がもっと普及しなければ、インフルエンザのシーズンになったときに、発熱した患者さんを受け入れる医療機関が不足してしまいます。この問題については、後ほど詳しく解説します。

テレビ出演をきっかけで浴びたいわれなき批判

私は、こうした本業の合間を縫って、メディアでも情報発信を続けています。

新型コロナウイルス感染症の拡大によって、自分では解決できない大きな不安を抱えたみなさんのために、日々患者さんと接する臨床の現場からさまざまな情報をお伝えすることは意義があると考えているのです。

もちろん、現在の流行について分析し、社会全体の対策をどうすべきかを解説するのは、感染症を専門とする先生方の役割です。私からは、診察においてどのような課題があるか、患者さんがどのような状態かなどをお伝えしていました。

ところが、このような情報発信が思わぬ事態を招いたこともありました。２０２０年2〜3月ごろは、ＰＣR検査の体制がまだ十分ではなく、私が診察で「酸素吸入が必要で入院しなければならない重症肺炎で、新型コロナの疑いが強いので検査をしたほうがいい」と判断しても、保健所がなかなか検査を許可してくれないということが相次いでいました。

私がテレビ番組でこうした現場の悩みと、必要な患者さんへのＰＣR検査の拡充を訴えたところ、一部の人から猛烈な批判にさらされました。1日に20〜30件もの抗議の電話が数日間かかってきて、呼吸が苦しくて受診を希望している患者さんからの電話がつながらなくなってしまいました。抗議の電話に応対した妻によると、「政権批判だ！」などと支離滅裂なことを言われ、さらに見知らぬ男性がクリニックに乗り込んできたこともありました。

妻は心労から体調を崩し、帯状疱疹を発症してしまいました。

確かに当時は、国もＰＣR検査を拡充したくてもできなかったのかもしれません。ですが私の発言は、政権を批判したのではなく、医学的見地から必要性を訴えただけなのです。それに対して、怒りに任せて抗議の電話をかけてきたり、突然訪問して診療を妨害したりするのは、一種の言論封殺ではないかとすら思います。このような形で呼吸器の症状で悩む患者さんの診療を妨害するのはやめていただきたいものです。NHKの報道番組でこの〝事件〟が取り上げられると、温かいメールやお手紙、電話を多数いただきました。

ただでさえ、このコロナ禍で、医療従事者はさまざまな問題に直面しています。自分が感染するリスクと隣り合わせであるのは、覚悟してやっているのでまだいいでしょう。ですが、医療従事者やその家族が、周囲の人からいわれなき差別を受けたりしていることには心が痛みます。「コロナうつすな、学校に来るな」などと言われたお子さんがいると聞くと、想像しただけでも涙が出そうです。

不安を抱えているのは、患者さんも、感染を恐れる一般の方も、医療従事者とその家族も、みんな同じです。

新型コロナウイルス感染症は、簡単にはこの世から消えてなくなりません。だからこそ、日々の診察やメディアでの発信を、これからも続けていこうと自分に誓っているのです。

第　2　章

かからない、
うつさないために

発症前の感染者からうつるのが45%

多くの人は、現在、不安を抱えながら生活をしていると思います。

「新型コロナウイルスにかかりたくない」

「万が一、かかってしまったとしても、人にうつしたくない」

これがみなさんの正直な気持ちでしょう。

ほとんどの人が、感染予防のために、手洗い、マスク、消毒に取り組んでいます。それが、日本の感染者数を一定のレベルに抑え込んでいることは間違いありません。それでも新規感染者数が「ゼロ」にはならず、2020年6~7月には再拡大を許し、「いったいいつまで続くのか……」と途方に暮れている人もいらっしゃるのではないでしょうか。

感染予防のためにみなさんが取り組んでいることは、全く間違いではありません。正しいやり方です。日本のみなさんが日常的に行っている予防法は、すべてデータによって裏付けられているのです。

雑誌『サイエンス』に2020年5月に掲載された興味深い論文があります。英国オック

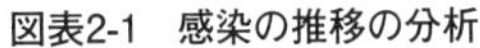
図表2-1 感染の推移の分析

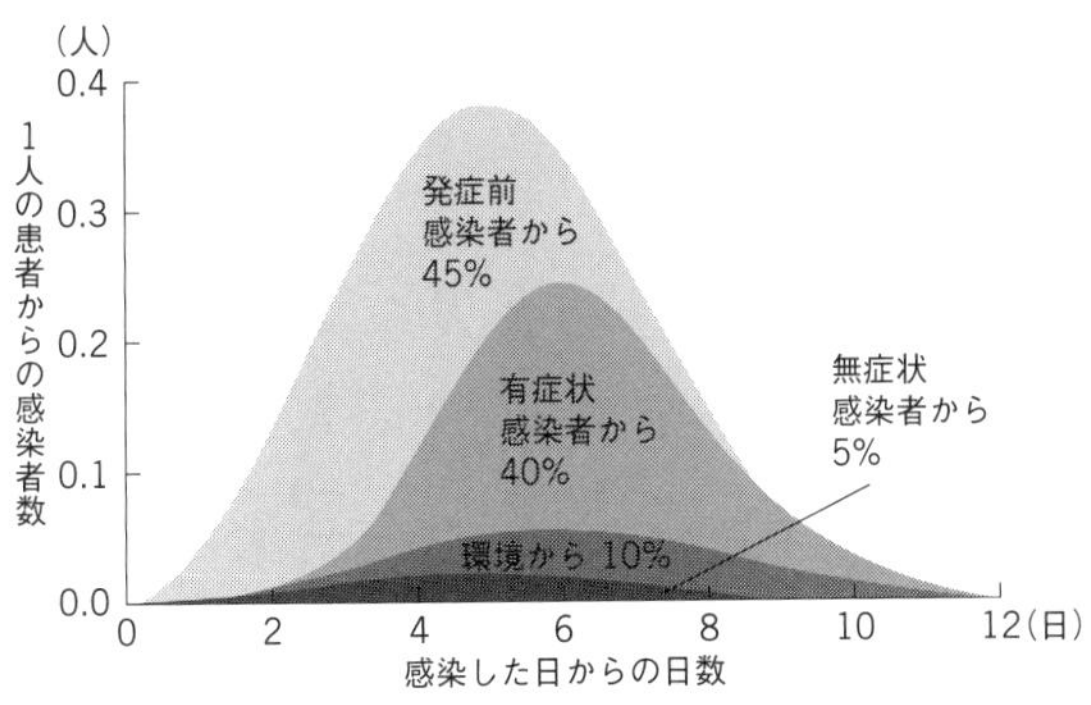

（出所）Science. 2020; 368: 6491, eabb6936.

スフォード大学の研究者らが、各国から集められたデータを基に、どのような状態でウイルスに感染したかをまとめたところ、なんと「発症前の感染者」からうつったケースが最も多かったというのです（Science. 2020; 368: 6491, eabb6936.）。

グラフのように、発症前の感染者からうつったのが45％、症状が出た感染者からうつったのが40％、感染しても症状が出なかった人からうつったのが5％、そして、周囲に飛散した飛沫への接触など「環境」からうつったのが10％でした。つまり、発症前の感染者と無症状の感染者という「症状のない人」からうつるのを合わせると50％なのです。

なお、感染してから咳や発熱などの症状が出始めるまでにかかる日数の中央値は5日間で、症状が出る2～3日前から感染力があり、発症の0・7日前の時点が最も人にうつしやすいと報告されています（Nat Med. 2020; 26: 672-675.）。

マスクは「うつさないため」につける

ウイルスに感染しても、咳や発熱、倦怠感などの症状がなければ、人は自分の行動を制限しようとは思いません。電車に乗って会社に行ったり、外食したりしてしまうかもしれません。

かつての日本では、「少しくらい風邪をひいても仕事を休むわけにはいかない」という考えが蔓延していました。さすがに新型コロナウイルス感染症が拡大してからは、「体調が悪い人は休むべき」という共通認識が浸透しています。

それでも、症状が出ていなければ、ウイルスに感染している人の行動を制限するのは難しいでしょう。症状が出ていない状態では誰が感染しているのか見分けがつかないため、すべての人に外出を禁止しなければならなくなるからです。実際、欧米各国では都市封鎖（ロックダウン）によって感染を抑え込もうとして、ある程度の成果をあげました。日本でも、外出自粛要請という緩めの制限で、新規の感染者を一時的に抑え込みました。

しかし、いつまでも国民の行動を制限し続けるわけにはいきません。そこで有効なのはマスクです。つまり、マスクは自分がかからないためにするというよりも、人にうつさないためにするという意味合いが強いのです。

新型コロナウイルス感染症が世界的に広まり始めたときに、もともとマスクをする習慣のなかった欧米各国では、マスクの装着がなかなか定着しませんでした。市販されている布マスクや紙マスクではウイルスがすり抜けてしまうため、「予防の効果はない」というのがＷＨＯ（世界保健機関）の当初の見解でした。

ところが、誰もがマスクをつけていた東アジア各国のほうが感染が抑えられている状況を見て、欧米の人たちも考え方を変えました。

感染者がウイルスをまき散らすのは、「飛沫（ひまつ）」を通じてです。飛沫とは、くしゃみや咳、つばなどで口から飛び散る小さな水滴のこと。この飛沫を別の人が吸い込むと、ウイルスが体内に入り込んでしまいます。くしゃみや咳からの飛沫だけでなく、会話でも飛沫が拡散しますので、同様に注意が必要です（Aerosol Science. 2009; 40: 122-133.）。新型コロナウイルスは唾液に多く含まれていることが分かっており、会話によっても唾液に含まれたウイルスが周囲に拡散するからです。

マスクをすれば、飛沫の多くはマスクの中にとどまります。つまり、まだ症状が出ていない感染者が、自分が感染しているかどうか分からなくても、とりあえずマスクさえしていれば、人にうつしてしまう確率はぐっと減らせるのです。

口から出た飛沫は、1～2メートルもすると重力により地上に落下します。ですから、人との距離を2メートル以上空ければ感染は防げます。これがいわゆる「ソーシャル・ディスタンシング（社会的距離）」です。

この「2メートル」という社会的距離が保てない状況であっても、お互いがマスクをすれば感染の確率を下げられることが、さまざまな研究から明らかになっています。

例えば、中国の124家族335人を対象にした調査では、新型コロナウイルスの2次感染について調べたところ、家族内で感染者1人が出た場合、ほかの家族にうつったのは23％でした。そして、感染者が発症前からマスクをつけていたケースのうち、79％の割合でほかの家族への感染を防ぐことができました（BMJ Global Health. 2020; 5: e002794.）。これは「発症前からマスクをつけていた」というのがポイントで、発症後に慌ててマスクをつけても、ほかの家族への感染は減らせなかったそうです。

もう1つ例を挙げると、米国ミズーリ州では、ある美容室で2人の美容師が新型コロナウイルスに感染しました。濃厚接触者となったお客さんは139人いたのですが、2人の美容師もそのお客さんたちもみなマスクをしていたので、なんとお客さんで感染した人はゼロだったそうです（MMWR. 2020; 69(28): 930-932.）。

飛沫感染と接触感染、そしてエアロゾル感染

ここで改めて、新型コロナウイルスの感染経路についてまとめておきましょう。すでにさまざまなところで解説されていますが、このウイルスは「飛沫感染」「接触感染」の2つが主なルートだと当初は考えられていました。

飛沫感染とは、先ほども述べたように、感染者のくしゃみや咳、つばなどの飛沫を別の人が口や鼻から吸い込み、ウイルスに感染してしまうことです。

図表2-2　新型コロナウイルスの感染経路

感染経路	新型 コロナウイルス	特徴
飛沫感染	◎	感染者のくしゃみや咳、つばなどの飛沫を別の人が口や鼻から吸い込み、感染する
接触感染	◎	感染者が触れたドアノブや手すりなどに残ったウイルスが手につき、自分の口や鼻や目に触れたことで感染する
空気感染	?	飛沫が乾燥して非常に小さい飛沫核になり、空気中を漂う。飛沫感染より感染力が高い
エアロゾル 感染	○	空気感染における飛沫核よりも大きなサイズの粒子がエアロゾルとして空気中を浮遊して起きる

接触感染とは、ものを介してウイルスがうつることです。感染者が咳やくしゃみを手で押さえ、その手でドアノブや手すり、エレベーターのボタンなどに触れることでウイルスがその表面に残ります。別の人がそこを触って手にウイルスがつき、その手で自分の口や鼻や目に触れると、その粘膜から感染してしまうのです。

このほか、感染症では「空気感染」というルートもありますが、これは新型コロナウイルスには該当しないと、初めはいわれていました。

空気感染では、飛沫の水分が蒸発して飛沫核となったものが空中に長く浮遊し、それを吸い込むことで感染するので、２メートル以上の距離があってもうつってしまいます。空気感染するのは結核や麻疹（はしか）、水痘（水ぼうそう）などが代表的な疾患です。しかし最近では、新型コロナウイルスも、狭い屋内など状況によっては空気感染が起きる可能性が高いとも考えられるようになりました。

また、新型コロナウイルスでは「エアロゾル感染」の可能性が指摘されました。エアロゾル感染とは、世界的にも定義があいまいなのですが、空気感染における飛沫核よりも大きなサイズの粒子が、エアロゾルとして空気中を浮遊して起きる感染のことです。

従来は、医療現場での鼻咽頭からの検体採取、気管支内視鏡や人工呼吸器の利用などの際に起きるエアロゾル感染が問題となっていました（そのほか、加湿器や循環式浴槽でのレジオネラ菌のエアロゾル感染が報告されている）。新型コロナについては、換気の悪い３密（密閉・密集・密接）状態ではエアロゾル感染が生じるのではないかと注目されています。さらに、エアロゾルは空気中で3時間浮遊しているという報告もあり（N Engl J Med. 2020; 382: 1564-1567.）、室内ではこまめに換気をしないと感染リスクが高くなってしまう可能性が

図表2-3　マスクを利用するときの注意点

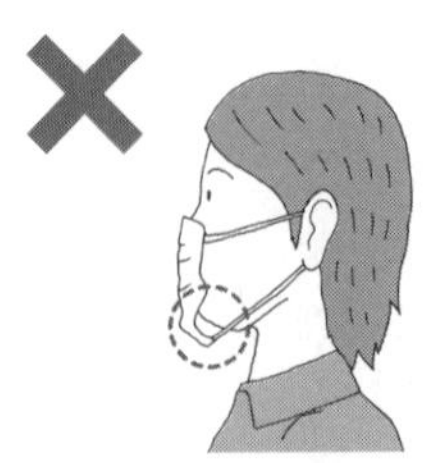
サイズが合うものを使う

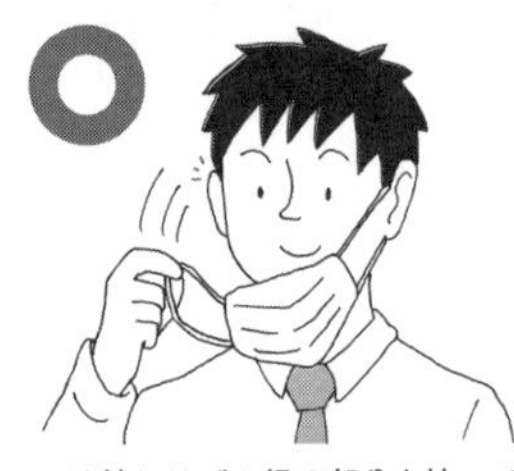
つけ外しはゴム紐の部分を持って

あります。

いずれにせよ新型コロナウイルスは飛沫感染と接触感染、そしてエアロゾル感染を念頭に置いて予防するのがいいことは間違いないでしょう。

マスクの正しい使い方

飛沫感染と接触感染、そしてエアロゾル感染の可能性を踏まえたうえで、改めて予防法について確認しておきましょう。

基本は、マスク、手洗い、そして消毒です。

マスクについては、先ほど「自分が人にうつさないため」という意味合いのほうが強いと述べました。しかし、自分の感染を予防するためにもある程度の効果はあると私は考えています。

というのも、マスクをしていると、のどの乾燥が防げます。のどが乾燥すると、気道の防御システムの力が弱まり感染のリスクが高まってしまうので、マスクをすることには間接的な予防効果が期待できるのです。

気道の防御システムというのは、次のような仕組みになっています。気道には細かい毛（線毛）がビッシリと張り巡らされており、線毛の毛先は粘液で覆われています。線毛は口の方向になびくようにゆらゆらと動いているため、異物が入ってくるとそれをキャッチして、ベルトコンベヤーのように口へと運んでいくのです。この絡めとられた異物は、咳をすることで痰として吐き出されます。冬の乾燥した時期には、のども乾燥してこの防御システムが弱まることで風邪をひきやすくなるというわけです。

また、マスクできちんと鼻や口を覆えば、不必要に指などで鼻や口に触れてしまうことを避けられるので、結果的に接触感染の予防にもなります。

マスクを利用する際の注意点としては、まず正しいサイズのものを使うこと。サイズが大きいものを使っていると、隙間ができて簡単にウイルスの侵入を許してしまうだけでなく、自分の飛沫が拡散してしまう恐れもあります。逆に小さいサイズのものをつけていると、気がつくと鼻がマスクから出てしまったりします。

また、つけ外しするときは、ゴム紐（ひも）の部分を持って行うようにしましょう。特に外すときにフィルター部分を触ってしまうと、指にウイルスがつく可能性があるので注意が必要です。もしフィルター部分を触ってしまったら、きちんと手を洗うように心がけてください。

夏の暑い時期にマスクをつけっぱなしにすることで熱中症のリスクが上がることが問題になりました。マスクの中は、外気よりも高い温度になります。そのため、呼吸によって体温を下げることができず、体の中に熱がこもり、熱中症のリスクが高まってしまうのです。さらに、マスクをしているとこまめに水分をとることができないということも盲点だといえるでしょう。

ですから、暑いときには無理にマスクをしないという判断も大切です。屋外を歩いていて、周りに人がいないのであれば、マスクをする必要はありません。人と会話するのに2メートル以上の間隔が空けられないときや、換気のあまりよくない屋内でほかの人と一緒にいるときなどはマスクが必須であると覚えておきましょう。

また、屋外でジョギングやランニングをするときもマスクは必要ではありません。これは

ＷＨＯもそのような見解を出しています。ところが、オランダとベルギーの大学の共同研究で、ジョギングのときの飛沫が気流に乗って10メートル後方にいる人にも届く恐れがあるという結果を発表し、「ランナーにもマスクが必要だ」という誤解が広まりました。この研究では、コンピューターシミュレーションの画像も公開されたのですが、あまり正確ではないと批判を受けました。

実際、黙々と走っているランナーから飛沫がそこまで遠くに飛ぶとは考えられず、感染のリスクが高まるとはいえないでしょう。日本感染症学会も「ジョギング時のマスクは必ずしも必要ない」と提言しています。

ただ、日本の都市部に限っていうと、ランナーと歩行者が同じ歩道を利用していて、歩いている人のすぐそばをジョギングしている人がすり抜けるということも頻繁に起こります。そうなると、不安に思う人も多いでしょうから、どうせ走るなら時間帯に注意したり、歩行者の多いルートは避けるなど配慮したほうがいいかもしれません。

「こまめに石けんで手洗い」が命を守る

手洗い、消毒についても注意点をまとめておきます。

手を洗うのは、水でウイルスを物理的に洗い流してしまうことが目的です。指にウイルスがついても、水に流してその数を減らせば、感染のリスクはぐっと減らせます。できるだけ多くのウイルスを流すためには、流水で、時間をかけて洗うことが大切です。30秒以上かけて洗うことを目標にしましょう。

そして、石けんを使うことも効果的です。というのも、新型コロナウイルスは外側が「エンベロープ」という脂質の膜で覆われているタイプのウイルスだからです。脂質とは要するに油の仲間であり、油分を洗うには石けんなどの界面活性剤を使うとよいのは学校の理科の授業で習いましたね。石けんを泡立てて、手のひら、手の甲、指の間、親指、爪の先、手首をしっかりと洗いましょう。

外出先から戻ったとき、トイレに行ったあと、食事の前などを含め、こまめに手を洗う習慣を身につけることが大切です。

図表2-4　石けんを泡立ててしっかり手を洗う

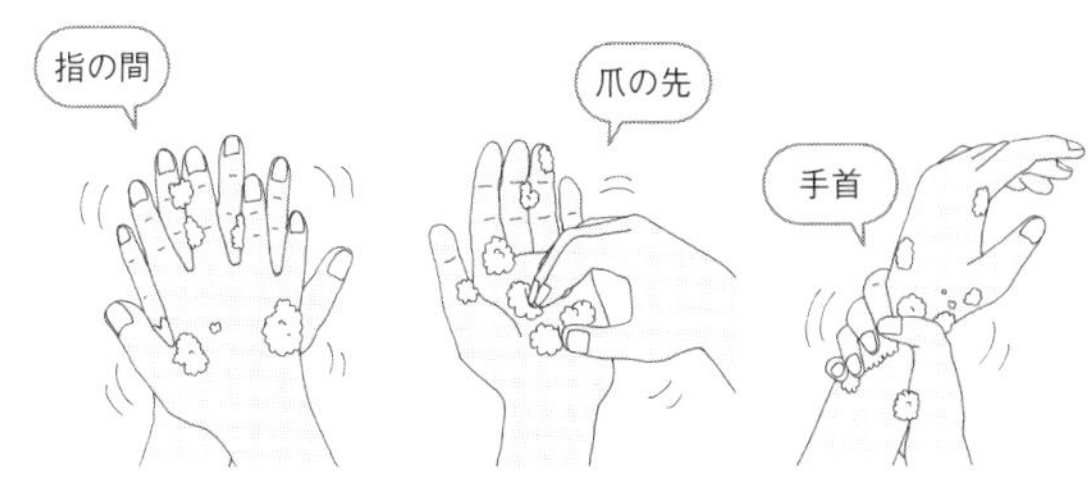

手のひら、手の甲、指の間、親指、爪の先、手首を、30秒以上かけて洗う

新型コロナウイルスに対しては、アルコール消毒が有効です。ウイルスの外側を覆っているエンベロープがアルコール（エタノール）で破壊されると、ウイルスが不活化されるからです。すでにみなさんがやっているとは思いますが、オフィスやお店などに入るときは、置いてあるアルコール消毒液を手にとり、よくもみ込んで消毒をしましょう。

アルコール消毒は、自宅でも活用することをお勧めします。帰宅したら玄関先でまず手を消毒。そして、家の中でドアノブや手すり、電気のスイッチ、リモコンなど、人が多く触るところを1日に1度は消毒するのが、家庭内2次感染を防ぐためにも効果的です。

ちなみに、ウイルスにはノロウイルスやロタウイルスのように、エンベロープがないものもあり、これらはアルコールでは消毒できません。家庭内でノロやロタの感染者が出たら、塩素系漂白剤を薄めたもので消毒する必要があります。こうした漂白剤は手には使えないので、手はしっかり流水で洗いましょう。

家庭内感染を防ぐ方法

日本で新型コロナウイルスに感染した人が、どの場所で感染したのかを調べると、特に2020年7月以降に増えているのは「家の中」です。

このウイルスは、発熱や咳などの症状が出る前から人にうつしてしまうので、一緒に住んでいる家族に感染させてしまうのは、ある意味仕方のないことなのかもしれません。発症してから、慌てて本人を隔離して、家の中を消毒しても、ほかの人にうつってしまったあとだったかもしれないのです。

ここで、「濃厚接触者」の定義を確認しておきましょう。よく聞く言葉である濃厚接触者とは、感染者が発症する2日前以降に、同居あるいは、車内などで長時間一緒だった人、近い距離で感染予防策のないまま15分以上接触があった人などと決められています。

図表2-5　濃厚接触者の定義

感染者の発症2日前以降に次の範囲で接触した人を濃厚接触者という
- 同居あるいは長時間の接触（車内、航空機内等）があった人
- 適切な感染防護なしに感染者を診察、看護もしくは介護した人
- 気道分泌液もしくは体液等の汚染物質に直接触れた可能性が高い人
- 1m程度の距離で、感染予防策なしで15分以上の接触があった人

（出所）厚生労働省『新型コロナウイルス感染症診療の手引き　第2.2版』より

つまり、家族の誰かが新型コロナウイルスに感染していることが分かると、一緒に住んでいる人はそのまま濃厚接触者となり、すぐにPCR検査の対象となることが分かります。

家庭内でのクラスター感染を予防するのはなかなか難しいことかもしれませんが、方策はいくつか考えられます。

まず、アルコール消毒と手洗いを徹底すること。玄関先での手指のアルコール消毒、ドアノブなどよく触れるところの消毒、そして食事の際に感染することも考えられるので、食卓もきちんと消毒しましょう。

食卓に座るときは、可能ならば向かい合わせに座るのではなく、斜めに座るか、横一列に並んで座るといいでしょう。少しお行儀は悪いですが、横一列に並んで、テレビで新型コロナの情報を見ながら食べるのもいいと思います。食事中はマスクを外しているため、大量の飛沫を飛ばさないよう、大きな声での会話は控

えましょう。やや寂しい感じがしますが、当面の家庭内感染防止のための生活様式です。

家の中でもマスクをつけ続けるのは窮屈だと思うかもしれませんが、家族と面と向かって会話をするときや、高齢者がいるご家庭では、マスクをしたほうがいいでしょう。

また、手洗い後は、タオルで手を拭くのでなく、使い捨てのペーパータオルを使うのがベスト。同じタオルを使い回していると、それを介して感染が起きるかもしれないからです。ペーパータオルを使うのが難しければ、家族のメンバーごとにタオルを使い分けることをお勧めします。

唾液を介して感染することを考えると、東京都知事の言うように、「歯磨き粉を別にする」「お箸やコップなどにも気をつける」ことのほか、ペットボトルの共有も避けましょう。洗面所でうがいをしたあとも、ウイルスが残っている可能性があるので、うがいのあとは水でしっかり流して洗面台をきれいにしたいものです。

そして、こまめに換気すること。空気清浄機を使うのもいいでしょう。0・1マイクロメートル（0.0001mm）の粒子でも吸着する空気清浄機であれば、インフルエンザやコロナウイルスでも吸着できる可能性があると考えられます。

図表2-6　新型コロナウイルスが各種表面で感染力を維持する時間

		30分後	3時間後	6時間後	1日後	2日後	4日後	7日後
コピー用紙		＋	−	−	−	−	−	−
ティッシュペーパー		＋	−	−	−	−	−	−
木		＋	＋	＋	＋*	−	−	−
布		＋	＋	＋	＋*	−	−	−
ガラス		＋	＋	＋	＋	＋	−	−
紙幣		＋	＋	＋	＋	＋	＋	−
ステンレス		＋	＋	＋	＋	＋	＋	−
プラスチック		＋	＋	＋	＋	＋	＋	−
サージカルマスク	内側	＋	＋	＋	＋	＋	＋	−
	外側	＋	＋	＋	＋	＋	＋	＋

−：感染性なし　＋：感染性あり

＋*：同じ条件で実験した3標本のうち1本のみ検出可能だった

（出所）Chin AWH, et al. Lancet Microbe. published online April 2, 2020.

なお、新型コロナウイルスは感染者の尿や便からも検出されることがあるそうです。トイレで水を流すときは必ずフタをしてからにしましょう。フタをしないと水しぶきでウイルスを拡散してしまう可能性があります。

ちなみに、同居している家族であっても、生活時間帯が異なると、感染のリスクは下がるようです。私が診察した宅配サービスの仕事をしている60代男性は、新型コロナの感染が判明したものの、家族とは生活時間帯が異なり、食事も別々だったため、家庭内感染は起きませんでした。

マスクの表面でウイルスが7日間も生存

ところで、新型コロナウイルスはいったいどれくらい感染力を保ったまま生き続けるものなのでしょうか。

これについては、香港大学の研究者が行った実験があります。それによると、サージカルマスク（医療の現場で使われる不織布マスク）の外側では7日後まで、内側では4日後まで感染力のあるウイルスが検出されたそうです（前ページ表）。

市販されている不織布（ふしょくふ）の使い捨てマスクは、帰宅したら即ゴミ箱に捨てることが大切です。同じ日に再び外出する場合に、新しいマスクを付け替えるのはもったいないと思って、アルコールの除菌スプレーなどで内側を消毒したくなるかもしれませんが、マスクのフィルター機能が低下するのでお勧めできません。マスクを一時的に外す際には、机の上などにティッシュペーパーを敷いて、その上にマスクを置くといいでしょう。ティッシュの上では、先ほどの表のように、ウイルスが長くは生きられないからです。

また、間違っても翌日に使い捨てマスクを再利用するようなことはやめましょう。ウイルスが残っているだけでなく、内側に細菌が繁殖しているかもしれません。

布製などで洗って再利用できるマスクは、忘れずに洗うようにしましょう。

買い物はキャッシュレスで

先ほどの実験結果をまとめた表を見ると、コピー用紙やティッシュペーパーの上ではウイルスは長く感染力を維持できないことが分かります。一方、ステンレスやプラスチックなど、表面がつるつるしているものの上では、ウイルスの感染力が比較的長く保たれているのです。

この結果から言えることは、街中には、ドアノブや電車のつり革、エレベーターのボタンなどに生きたウイルスがついている可能性が高いということです。自分で消毒して回るわけにもいきませんので、指先でなるべく触らないようにすることが大切です。

接触感染は、指先にウイルスをつけた状態で自分の口や鼻などに触れてしまうことで起きます。ですから、ドアノブは手のひらで回す、エレベーターのボタンは指の第二関節で、し

図表2-7　指先にウイルスをつけない工夫

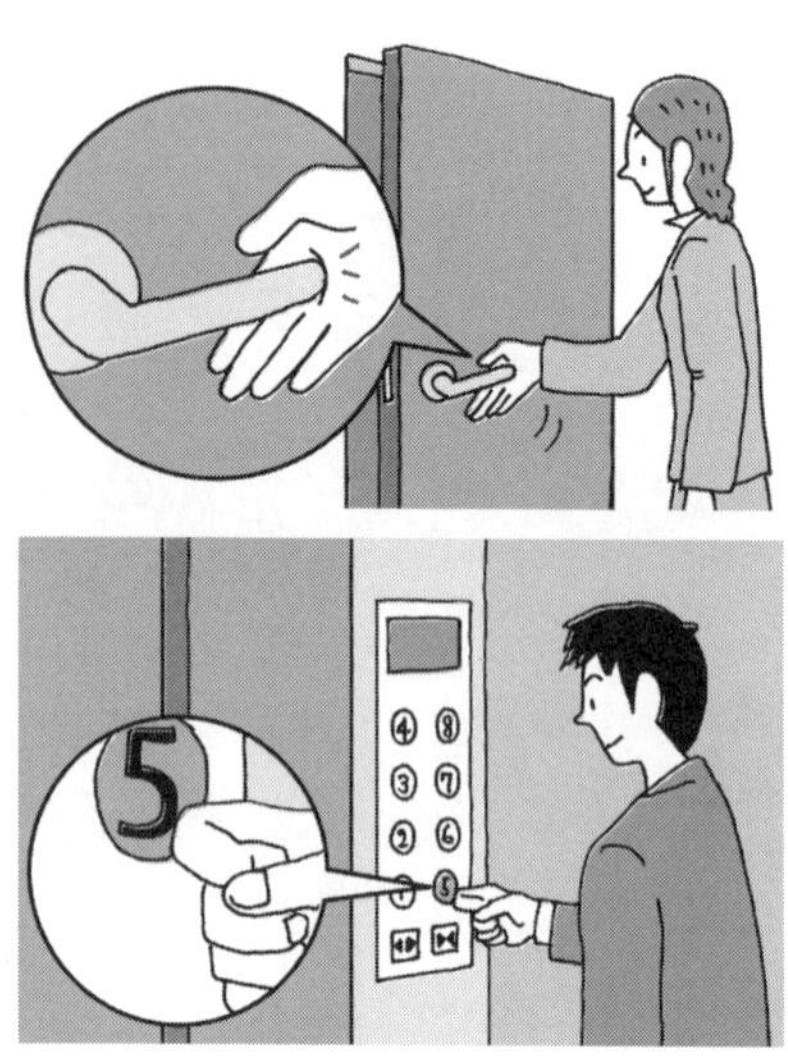

かも真ん中ではなく端のほうを押すなどの工夫をするだけでも、感染のリスクを減らせます。もちろん、外出後はきちんと手を洗いましょう。

また、金属やプラスチックと同様に紙幣の表面でもウイルスが長く感染力を保ったまま生き残っています。すると気になるのは買い物に使う紙幣や硬貨です。銅の表面ではウイルス生存期間が短いという報告もありますが、スーパーやコンビニで受け取るお釣りの10円玉や100円玉や紙幣は、不特定多数の人が触れた可能性があるものです。硬貨や紙幣を介しての接触感染を防ぐためには、キャッシュレスで買い物をすることをお勧めします。最近は多くのお店でキャッシュレス決済に対応しているので活用しましょう。

また、銀行や役所などに置いてあるボールペンも、表面がプラスチックや金属で、かつ不特定多数の人が使う可能性があるものです。少し神経質な気もしますが、感染の確率を少しでも下げるためには、「マイペン」を持ち歩いて利用するといいでしょう。同様に、自宅に宅配便を頼んだときに、配達員の方にサインを求められることがありますが、そのときも配達員にペンを借りるのではなく、自前のペンを使うことをお勧めします。

さらに、自分が普段身につけているものとしては、眼鏡があります。ガラスや金属でできている眼鏡の表面では、ウイルスが感染力を保ったまま残っている可能性がありますので、帰宅したら眼鏡も流水で洗ってしまうといいでしょう。

ちなみに、眼鏡とコンタクトレンズではどちらのほうが感染リスクが低いかというと、実は眼鏡です。コンタクトは付け外しのときに、どうしても指先で目を触ってしまいます。もし指にウイルスがついていたら、目の粘膜から感染したり、鼻に移動して感染する可能性があります。コンタクトを使う場合は、よく手を洗って、アルコール消毒してから付け外しするといいでしょう。眼鏡が使える場合は、コンタクトから眼鏡に切り替えると感染リスクを低減できます（Lancet. 2020; 395: 1973-87.）。

スマホは消毒してもいい？

ところで、日々使用しているスマートフォンはどうやって消毒したらいいのか、と悩んでいる方もいるかもしれません。自分のスマートフォンは不特定多数の人が使うわけではありません。でも、外出中も頻繁に指で触れるものです。帰宅したら手は洗うのに、スマートフォンは何もしなくていいのでしょうか。

先ほど紹介した香港大学の実験では、ガラスの表面で新型コロナウイルスは2日間も感染力を保っていました。自分しか使わないものでも心配ですよね。家では別の家族が触れる可能性もあります。

実際、日本の病院で起きた新型コロナウイルスの院内感染で、業務のために利用していたタブレット端末が感染源だったことがありました。ほかのさまざまなものは消毒していたのに、まさかタブレット端末を介して院内感染が起こるとは思わず、盲点だったと報道されていました。

スマートフォンのマニュアルには、「手入れにはやわらかい布で拭きとること」と書かれていることがほとんどで、消毒用のアルコールを含むウェットティッシュなどを使うと外装の印刷が消えたり故障の原因になったりするので勧めない、とされていました。ところが、新型コロナウイルス感染症の拡大を受けて、メーカー各社は消毒液を含んだウェットティッシュでやさしく拭いてもよい、と見解を変更しました。ただし、開口部に水分が入らないように注意する必要があり、漂白剤は使用不可などの注意点があります。

スマートフォンは、帰宅後に画面を除菌用ウェットティッシュでサッと拭くのを習慣化するとよいでしょう。

ＰＣＲ検査、抗原検査、抗体検査の違い

新型コロナウイルスの感染拡大がなかなか収まらず、「今後いったいどうなるのか……」と不安を感じている人は多いでしょう。誰も未来のことを予言することはできませんが、見

通しをなるべく立てるためには、新型コロナウイルスの検査や治療薬、ワクチンについての情報を把握しておくことが大切です。

体調を崩し、熱や咳が出てくると「ひょっとしてコロナか？」と慌ててしまいますが、感染したかどうかを確認するには「ＰＣＲ検査」が必要になります。ＰＣＲ検査はよく聞く言葉ですが、実際にはどのようなものなのでしょうか。

ＰＣＲ検査では、鼻の奥から綿棒（スワブ）で採取した検体や唾液検体にウイルスの遺伝子が存在しているかどうかを調べるものです。ウイルスの量が少なくても検出することが可能で、精度は高く、感度は70％程度といわれています。ただ、「感染者の３割を見落としてしまう」と言い換えることもできます。

２０２０年の初め、日本ではＰＣＲ検査の体制が十分には整っておらず、「37・５℃以上の発熱が４日間以上続いた場合」を目安に検査対象とする、と政府は説明していました。高熱があるのに何日も我慢しなければならず、患者さんはとても不安だったでしょう。

緊急事態宣言が解除されて以降は検査体制も拡充され、東京都では１日に数千件も実施されるようになりました。感染者の濃厚接触者を積極的に検査していったところ、症状が出る

図表2-8　PCR検査、抗原検査、抗体検査の違い

	PCR検査	抗原検査	抗体検査
検出するもの	ウイルスの遺伝子	ウイルスのたんぱく質	ウイルスに対する抗体
採取方法	鼻咽頭・唾液	鼻咽頭・唾液	血液
精度	感度70%	PCR検査より劣る	検査キットによりまちまち
判定にかかる時間	数時間（結果通知までは数日の場合も）	30分以内	10〜15分
分かること	ウイルスが体内に存在している	ウイルスが体内に存在している	過去にウイルスに感染していた

前の感染者を特定することができているのはよかったのですが、都が発表する新規の感染者数がなかなか減らず、経済を回すことと感染拡大の抑制を両立することの難しさが印象付けられています。

そして、ＰＣＲ検査以外の検査も日本では活用されるようになっています。それが「抗原検査」と「抗体検査」の２つです。

抗原検査のうち、専用の検査装置を用いる抗原定量検査は、ＰＣＲ検査と同様に、鼻の奥や唾液などから採取したウイルスのたんぱく質を検出します。精度はＰＣＲ検査に比べると劣り、ウイルス量が少ないと検出できません。簡易検査キットを使う抗

原定性検査は、唾液検体が使えず、発症前の無症状の人に対しては利用できません。ウイルス量が一定程度あっても、本来なら感染している人をより多く見落としてしまう可能性があります。

ただ、結果が陽性なら、その後PCR検査をしなくても感染と判断でき、検査結果もその場で30分以内に出るので、低コストの検査方法として抗原検査を活用できる可能性はあります。

抗体検査はさらに手軽な検査です。これは、感染後に体内で作られる抗体があるかどうかを調べるもので、つまり、過去に感染していたかどうかが分かります。検査会社で測定して翌日結果が分かるものと、簡易キットに血液を垂らすと、10～15分で結果が分かるものがあります。

ただ、抗体検査は本来は感染の広がりを把握するための疫学調査に用いるもので、自分が現在、感染していないことの証明には使えません。検査キットの精度にもばらつきがあり、オンラインで入手できるようなものは扱いに注意が必要です。自分が感染していないか不安になってそうした検査キットを入手して試す人もいますが、そうしたキットを利用した簡易検査では精度が低くなるという報告もあります。

抗体検査で怖いのは、これを「現在、感染しているかどうかが分かる」と勘違いしている人が多いということです。東京・新宿の劇場でクラスター感染が発生した事例では、体調が悪くなった俳優に抗体検査を行い、陰性だったので出演を続行したそうです。その俳優は、後に行ったPCR検査で陽性となりました。また、大阪市長が、国内旅行の代金を補助する「GoToトラベル」キャンペーンの利用希望者には抗体検査を受けてもらうという構想を語ったことがありましたが、これも抗体検査について誤解している可能性があります。

先ほども述べたように、抗体調査は疫学調査のために使うものです。

図表2-9 抗体検査の結果

都市名	感染率（調査対象人数）
東京都	0.1%（1971人）
大阪府	0.17%（2970人）
宮城県	0.03%（3009人）
ニューヨーク市（米国）	19.9%
ロンドン市（英国）	17.0%
マドリード県（スペイン）	11.3%
ストックホルム市（スウェーデン）	7.3%

（出所）各種報道などより

2020年6月16日に厚生労働省は、東京、大阪、宮城での抗体検査の結果を発表しました。それによると、国内での抗体保有率は予想よりはるかに低く、東京で0・1%、大阪で0・17%、宮城にいたっては0・03%でした。各国の報道では、ニューヨークやロンドンでは軒並み2割近くが抗体を保有している結果になっていることを考えると、日本人ですでに新型コロナウイルスに感染した人は非常に少ないといえるでしょう。

ある程度の割合の人々がすでに新型コロナウイルスに感染して抗体を持っていれば、「集団免疫」といって感染自体を抑えられる可能性があります。一度、抗体ができると、同じ病原体にはかかりづらくなるからです。

ところが、日本では抗体の保有率が低すぎて、集団免疫の獲得は期待できそうにありません。しかも、せっかく新型コロナウイルスの抗体が得られても、数カ月で消えてしまうという報告もあります。また、抗体にもいろいろな種類があり、「中和抗体」を獲得できていないと、感染を防御することはできません。現在流通している検査キットでは、中和抗体の有無までは判定できません。

重症化のリスクが低い人を、あえて新型コロナウイルスにさらし、集団免疫を獲得するという戦略を社会として採用するという考え方もあったのですが、実際にはなかなか難しいのかもしれません。

治療薬の開発は世界中で100種類以上

集団免疫を獲得するという戦略が使えない以上、やはり安心して生活できるようになるためには、新型コロナウイルスの治療薬やワクチンが開発され、利用できるようになることを期待する人は多いでしょう。

現在、新型コロナウイルス感染症を治療する薬は、世界中の民間企業と大学などで研究されており、その数は全て合わせると100以上あるといわれています。

すでに新型コロナウイルス感染症の治療薬として承認されたものもあります。元はエボラ出血熱の抗ウイルス薬として開発されたレムデシビル（商品名：ベクルリー）は、新型コロナウイルスのRNA合成を阻害する働きがあるとして、2020年5月に日本でも異例の早さで特例承認されました。ただ、供給量が少ないので当面は流通を国が管理することになっています。

第1章で触れたステロイド薬もそうですが、既存の薬や別の目的で開発された薬を治療薬として利用するための試験も多く行われています。

例えば、ファビピラビル（商品名：アビガン）は、インフルエンザ治療薬として開発されたもので、これもウイルスのRNA合成を阻害する働きがあります。開発したのは富士フイルム富山化学で、日本や海外で臨床試験を行っています。

ここで紹介したレムデシビルとファビピラビルは、いずれもウイルスの増殖を抑えることを目的とした薬です。新型コロナウイルス感染症の治療薬としては、ほかにもいくつかアプローチがあり、例えばウイルスが細胞に侵入するのを防ぐ薬もあります。

東京大学のグループはナファモスタット（商品名：フサン）が、感染初期に新型コロナウイルスが細胞に侵入するのを阻止できる可能性があると発表しました。ナファモスタットは、元は急性膵炎などの治療薬です。さらに東京大学は、集中治療室で治療を行った重症の患者に対して、ナファモスタットとファビピラビルを併せて使用したところ、治療効果があったとも発表しました。

また、過剰な免疫反応を抑えることで重症化を防ぐというアプローチもあります。34ページで紹介した、錠剤や静脈注射で投与するステロイド薬のデキサメタゾンなどがそれに当たります。デキサメタゾンは、厚生労働省が正式に新型コロナウイルス感染症の治療薬として推奨しています。

一方、関節リウマチの治療薬であるトシリズマブ（商品名：アクテムラ）は、過剰に放出されたサイトカインと結合してその働きを部分的に阻害するもので、新型コロナウイルス感染症の治療薬として臨床試験が進められています。スイスのロシュ社は、米国や欧州などでトシリズマブの臨床試験を実施したものの、２０２０年７月末、有効性を示すことができなかったと発表しました。今後はレムデシビルと併せて使う場合など、抗ウイルス薬との併用での有効性を臨床試験で探るそうです。また、日本でも重症患者を対象に臨床試験を行っています。

このように、さまざまな方面から治療薬について研究が進められているので、やがて有望な薬が登場し、大量生産されて安価に利用できるようになることを期待したいものです。

ワクチンはいつから使えるようになる?

ワクチンの開発も当然、待たれています。ワクチンを打てば、新型コロナウイルスの感染を防げるか、もしくはかかっても軽症で済むのではないか、と予想されています。

そのため、世界中でワクチンの開発が行われています。日本よりも英国や米国、中国など海外のほうが臨床試験が早く進められているといわれています。

なるべく早く開発するために、従来とは違う種類のワクチンの開発も進められています。というのも、従来のワクチンは毒性を弱めたウイルスを鶏卵などで増殖させ、その断片を利用します。そのため、どうしても時間がかかってしまうのです。

それに代わる新しい種類のワクチンとして期待されているのがDNAやRNAを利用するワクチンです。これは、ウイルスの遺伝子を利用して、目的の抗原を作りだすためのDNAやRNAを用意し、人間の体に注入します。すると、体の中で抗原が産出され、それに体の免疫が反応して、ウイルスに対する抗体が作られるのです。従来のワクチンよりも開発の期間が短縮できる可能性はありますが、大量生産できるかどうかなどは未知数です。

どのような形で新型コロナウイルスのワクチンが実現するかは分かりませんが、いずれにせよ当初は十分な量のワクチンが確保できるとは考えづらいでしょう。ですから、政府はまず、重症化するリスクが高い人や医療従事者などに優先的に接種することを検討しているようです。

インフルか、コロナか

治療薬もワクチンも、誰もがすぐに利用できるようになるには時間がかかるのだとすると、やはり、手洗い、マスク、消毒を地道に続けることが引き続き大切だということになります。

人との距離をとり、混雑しているところにはなるべく行かず、可能ならテレワークも活用する。接待を伴うような「夜の街」の飲食店には行かず、大人数での会食も避け、少ない人数で食事をするときも、大皿料理はやめ、対面で座らないなど工夫をする。

こうした「新しい生活様式」は、すでにみなさん実践していることと思います。

ただ、いつまで続ければいいのか……。そう考えると、不安が頭をよぎるでしょう。

気の置けない仲間と居酒屋で楽しみたい。気兼ねなく旅行がしたい。それが可能になる日はいつ来るのでしょうか。

まだ誰にも分かりません。それに、以前と全く同じ生活には戻れないのではないか、ともいわれています。

ただ、私は呼吸器内科医として、今後に起こり得るであろう2つのことに関する見通しを述べておきます。いずれも季節に関係するものです。

1つは、季節性インフルエンザについてです。毎年12月から2月ごろにかけて、インフルエンザが流行します。しかし、新型コロナウイルス感染症を収束させることができなければ、インフルエンザの診断や治療について少し混乱が起きるかもしれません。

すでに述べたように、インフルエンザでも高熱を出しますが、それが新型コロナウイルスのせいなのか、インフルエンザのせいなのか、すぐには判断できないのです。味覚・嗅覚の障害があれば新型コロナを疑いますが、それ以外の発熱や倦怠感、悪寒、咳などの症状はインフルエンザでも共通しています。

実際、私はインフルかコロナか分からない患者さんを、2020年1月上旬に診察してい

図表2-10　インフルエンザと新型コロナの両方が疑われた例

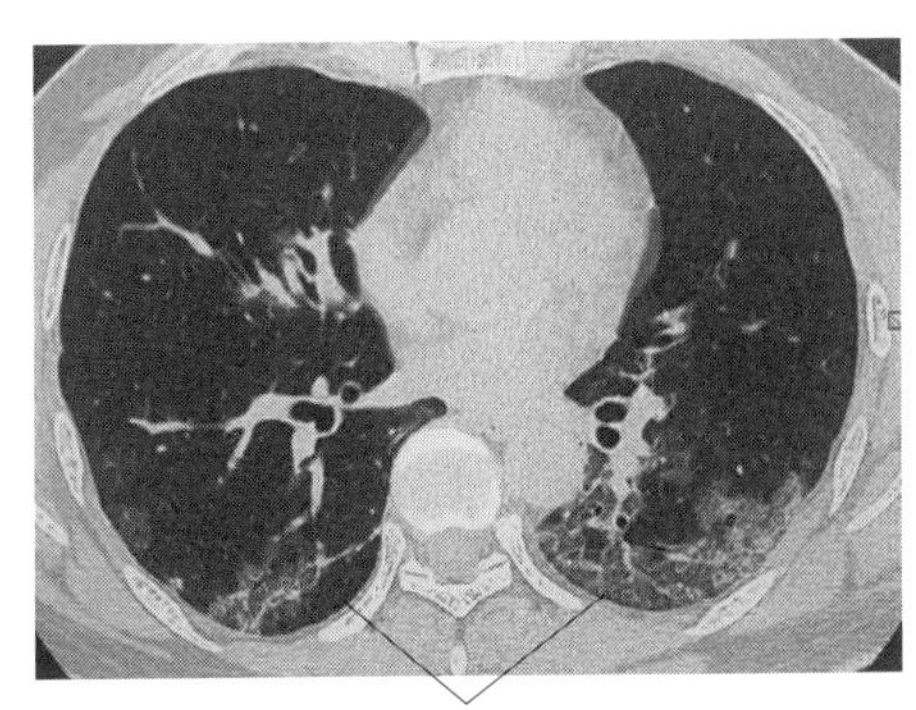

（出所）池袋大谷クリニック提供

ます。

　その方は、１週間以上37℃台前半の熱と咳が続き、私のクリニックを受診しました。中国出身の方で、仕事のため中国から来た人と頻繁に接触しています。ただし、「武漢から来た人とは会っていない」ということだったので、ＰＣＲ検査を受けることができませんでした。当時は、「新しいウイルスは武漢からやってくる」と思われていて、武漢のある湖北省以外の中国の人は日本に入国できる状態でした。また、１月上旬というと、まだ日本で新型コロナウイルスの感染者が確認されていませんでした。

　肺のＣＴをとると、すりガラス状の薄い影が出ていました（上図）。インフルエンザの検査では「A型陽性」でした。ところが、インフルエンザウイルスが原因の間質性肺炎にしては、症状が重くないのです。ですので、新しいウイルスが原因である可能性も残ったままでした。

インフルエンザに関しては、実は診断をどう行うかという問題が残されています。というのも、インフルエンザの検査をクリニックで行うには、鼻に綿棒を入れて検体を採取します。もし、その患者さんが新型コロナウイルスに感染していたらどうでしょう。防護服などを身につけていない医療従事者が検査を行ったら、自分も感染リスクにさらされてしまいます。

実際、北海道では、新型コロナウイルス感染者にインフルエンザの検査をした医師が、新型コロナに感染してしまった例が報告されました。これを受けて日本医師会は２０２０年３月、全国の医師会に対して、インフルエンザの診断における新型コロナの感染リスクについて注意を呼びかけました。

２０２０年の秋以降は、インフルエンザと新型コロナウイルス感染症が同時流行する可能性もあります。インフルエンザと新型コロナウイルスとの混合感染は、中国・武漢の新型コロナ入院患者でも報告されています（J Med Virol. 2020 Mar 30: 10.1002/jmv.25781.）。

インフルエンザが疑われる患者さんの検査のために毎回、防護服を用意するのも大変です。そうはいっても、「今年は新型コロナウイルスが流行しているので、インフルエンザの方は家で寝ていてください」と言うわけにもいきません。

日本感染症学会から対策として、新型コロナウイルスのＰＣＲ検査の唾液検体の採取を、今後、クリニックなどかかりつけ医でも広く行うこと、そして、インフルエンザの検査では従来の鼻咽頭拭い液に代わって鼻かみ液を使用することなどが紹介されています。

さて、もう1つは、花粉症についてです。2～4月の花粉症のシーズンになると、くしゃみや鼻水が出て、これも「コロナか、花粉か」と悩むことになるでしょう。それだけでなく、花粉症の時期には多くの人がくしゃみをしたり、鼻水を出したりするので、それに新型コロナウイルスが含まれている可能性も多く、感染のリスクが高まると思われます。

また、自分が花粉症という人は、鼻をかんだり、気になって鼻を触ったりすることが増えるので、結果として新型コロナウイルスの接触感染の機会も増えてしまうでしょう。

ですから、花粉症のある方は薬をきちんと使って、なるべく症状を抑えることが大切です。最近の抗アレルギー薬は眠気などの副作用も少なく、重症のスギ花粉症の患者さんには、1本の注射でアレルギー症状を抑えて花粉症をコントロールすることも保険の範囲で可能になっています。また、「舌下免疫療法」という内服薬の治療は、数年かかるものの根本的な治療が期待できます。

風邪をひいたら7日間は休む

呼吸器内科医として2つの見通しを述べましたが、さらにもう1つ「新しい生活様式」に私から付け加えるとするならば、「風邪をひいたら会社や学校を7日間休む」というのを提案したいと思います。

風邪をひいたら無理せず休もう、という考え方はかなり浸透してきたと思います。しかし、今、この状況で風邪の症状が出た場合、ただの風邪ではなく新型コロナウイルス感染症かもしれないのです。もし軽症のまま回復したら、最後まで自分はただの風邪だったと思っていてもおかしくはありません。

とはいえ、軽い風邪の症状の人全員にＰＣＲ検査を受けさせるのも現実的ではないので、風邪なのか、新型コロナなのかをはっきりさせることは難しいでしょう。

であれば、風邪で休んでいる人には、もし仮に新型コロナウイルスに感染していたとしても、自分がウイルスを排出しなくなるまで家にいてもらえばいいのです。それが、「発症から7日間」というわけです。

ドイツの研究で、鼻水や痰に含まれる新型コロナウイルスが、発症から何日目で消えたのかを調べたところ、最長で8日目だったそうです（Nature. 2020;581:465-469.）。台湾からの報告でも、だいたい同じような結果になっています（JAMA Intern Med. Published online May 1, 2020.）。

風邪の症状が治って元気になったのに会社や学校を休むのはもったいないと思うかもしれません。もちろん、そのようなときこそＩＴを活用して、リモートで仕事をしたり、授業を受けたりすればいいのです。そうすることで、ほかの社員や生徒を感染から守ることができます。

なお、1人暮らしの風邪症状の方は、自宅で7日間休めればＰＣＲ検査の必要はないのですが、家族と一緒に暮らしていた場合、家庭内感染が起きる可能性があります。ですから、そのようなケースでは、ＰＣＲ検査の会社に余力があれば、検査したほうがいいこともあります。

つい先日、私のクリニックを急性扁桃腺炎（へんとうせん）で受診した20代の女性は、両親と同居していたこともあり、ＰＣＲ検査を実施したところ、陽性が判明しました。もし検査をせず、両親に感染し、さらにその勤め先でクラスター感染が発生したら……と想像すると、ＰＣＲ検査を行ってよかった、と思いました。

8割の感染者は誰にもうつさない

日本での新型コロナウイルス感染症の発生例を分析していくと、どのような状況でより感染が起きやすいのかが見えてきました。

厚生労働省の資料によると、２０２０年2月26日時点の１１０人の新型コロナウイルス感染者について調べたところ、およそ8割の患者は誰にもウイルスをうつしていなかったそうです。その一方で、１人の感染者から9人や12人にもうつしたケースがあります。

このように、8割の感染者は1人にもうつさず、残りの2割が多くの人にうつしてしまうというのは、ほかの感染症の流行でも同様です。新型コロナウイルスは未知のウイルスとはいえ、そのような経験則に当てはまっているのです。

1人の感染者から12人にうつったのは、みなさんも覚えていると思いますが、東京・隅田川の屋形船のケースです。2020年1月18日のことでした。冬なので窓は締め切られ、換気が悪い状態で、数十人がそれほど広くはない船室にいたと想像できます。

つまり、いわゆる「3密（密閉・密集・密接）」だったからこそ、このようなクラスター感染が起きたのです。ちなみに、多くの人にうつしてしまう感染者のことを、スーパースプレッダーといいます。

3密の状態で起きたクラスター感染について、もう1つ例を挙げましょう。鹿児島のショーパブで起きたクラスター感染です。この店に関連した感染者は100人以上に上っています。

クラスター感染が起きたのは2020年6月27日。報道によると、その日は雨が強く降っていました。その地域は雨の日に窓を開けたままにしていると、桜島の灰が雨と一緒に入ってきてしまうため、店では窓が締め切られていたそうです。九州でも有名なお店で、遠くから訪れるお客さんも多く、店内は文字通りすし詰め状態でした。

それでも、3密の状態では感染が起きやすいことは分かっていたのに、なぜ予防策をとらなかったのかと思うかもしれません。当時の鹿児島では新規の感染者はほとんど出ておらず、それが油断につながったのか、「マスクをしていた人はほとんどいなかった」という証言もあります。

やはり、自衛のためには、3密状態になっている飲食店は利用せず、大勢での会食も避けたほうがいいということが分かります。東京都では、感染防止対策をきちんと行っている店舗に対して「感染防止徹底宣言ステッカー」を提示する取り組みを行っていますが、実際には対策が不十分な店舗もあるようですので、注意が必要です。

また、私の友人で新型コロナウイルスに感染した会社経営者は、発症の5日前に会食があったそうです。家庭以外でマスクを外したのはその会食のたった30分のみだったのですが、そこで感染してしまい、また家で自分の妻にもうつしてしまいました。幸いにも小中学生の子ども3人は陰性だったのですが、感染した両親がいない間、家の中で子どもだけで生活することになりました。

今、私たちができること

８割の感染者は誰にもうつしていないという事実と、こうしたクラスター感染のケースから分かることは、３密を避け、「新しい生活様式」をきちんと守れば、感染の確率はずっと下げられるということです。

ですから、「いつまでこのような生活を続けなければならないのか」と悲観するのではなく、発想を転換して、「この生活の中でストレスを減らし、楽しみを見つけるにはどうしたらいいのか」と考えるほうがいいのではないかと私は思います。

ストレスは免疫力を下げ、感染症にかかりやすくなります。適度に息抜きをすることが大切です。家にいる時間が長くなるので、料理が好きな方は思いっきり料理に凝るのもいいでしょう。自分で作るのではなく、美味しいレストランのテイクアウトやデリバリーを頼むこともできます。

定額制の動画配信サービスも充実しています。それらを利用して、好きな海外ドラマなどをたっぷり見るのもいいでしょう。

もちろん、運動も大切です。適度に体を動かしたほうが免疫力も上がりますし、睡眠の質も良くなり、肥満防止にもなります。

外でジョギングするのは気が進まないというのなら、屋内で運動する方法もあります。私は家でボクシングのエクササイズを取り入れたテレビゲームを娘と一緒にやっています。最近のゲームはとてもよくできていて、心地よい汗をかくことができて、気分もスッキリします。

ぜひ、この状況で心身の健康を保てる、ご自分の「新しい生活様式」を見つけていただけたらと思います。

第　3　章

リスクの高い人、低い人の違い

重症化するかどうかの分かれ目

新型コロナウイルスにできることなら感染したくない。そう思いながら、みなさんは日々予防のための対策を続けていることと思います。

もし感染してしまったら、できることなら軽症、つまり風邪のような症状だけで治まってほしい。それが無理なら、なるべく軽めの肺炎で済んでほしい。これが率直なところでしょう。

どういう人が軽症で済み、どういう人が重症化してしまうのでしょうか。

どんなにしっかり予防策を行ったとしても、100％感染しないということはあり得ません。とはいえ、できることには限度があり、「もっともっと予防しなきゃ」と、神経質になりすぎると、今度はストレスで体調を崩してしまいます。

重症化のリスクに関しては、大きく2つのことが分かっています。1つは、年齢です。年齢が高い人ほど、重症化のリスクが高く、また死亡率も高い。そしてもう1つは、免疫です。ウイルスに対抗するための免疫が正常に働けば、重症化することはありません。つまり、適切な「免疫力」を保てているかどうかが重要なのです。基礎疾患（持病）があると重症化しやすいのも、結局はそうした病気によって免疫力が低下しているからだといえるでしょう。

年齢に関しては、日本における新型コロナウイルスの感染者の状況を見ても、非常に分かりやすい結果が出ています。

年代別の陽性者の数を見ると（次ページのグラフ）、２０２０年8月12日時点のデータでは、20代が突出して多く、次いで30代、40代が続いています。これは、緊急事態宣言が解除されて以降、若い人のほうが活発に行動するようになり、またＰＣＲ検査を積極的に行った結果、若年層の陽性者が多くなっているのです。また、10代以下の陽性者数はぐっと低くなっています。

一方、年齢階級別の死亡者の数を見ると、20代、30代はほとんど亡くなっていません。60代以降に急激に増え、80代以上が突出しています。

この2つのグラフからいえることは、現時点では子どもの感染者は比較的少なく、かつ、亡くなるのは高齢者が多いということです。

図表3-1　日本の年代別の陽性者数・死亡数・死亡率
(2020年8月12日現在)

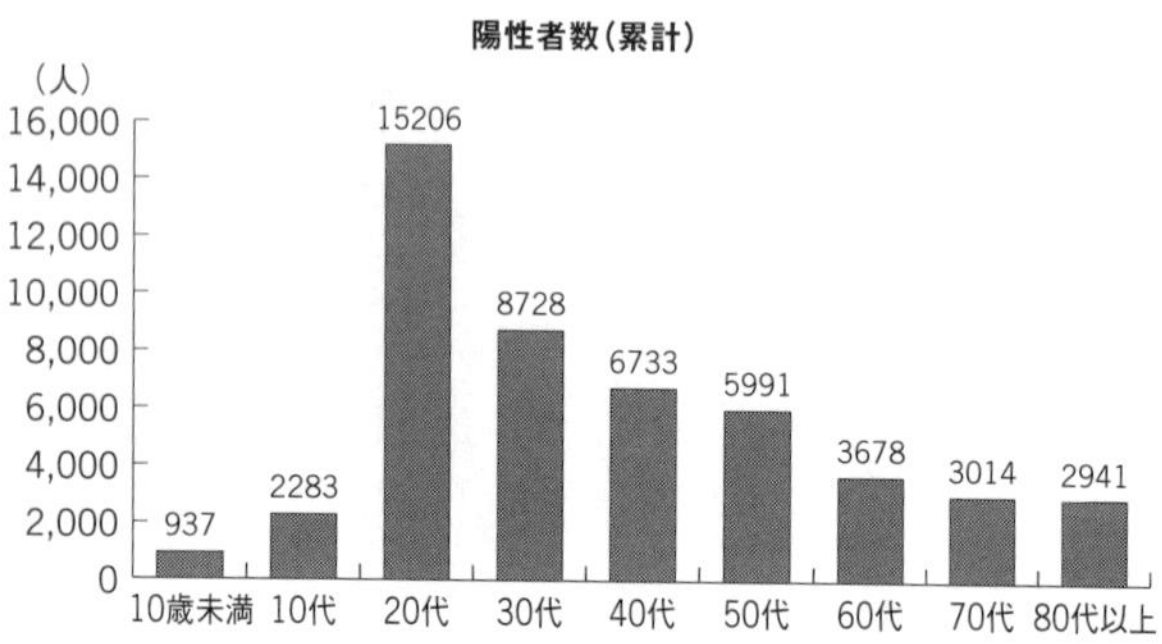

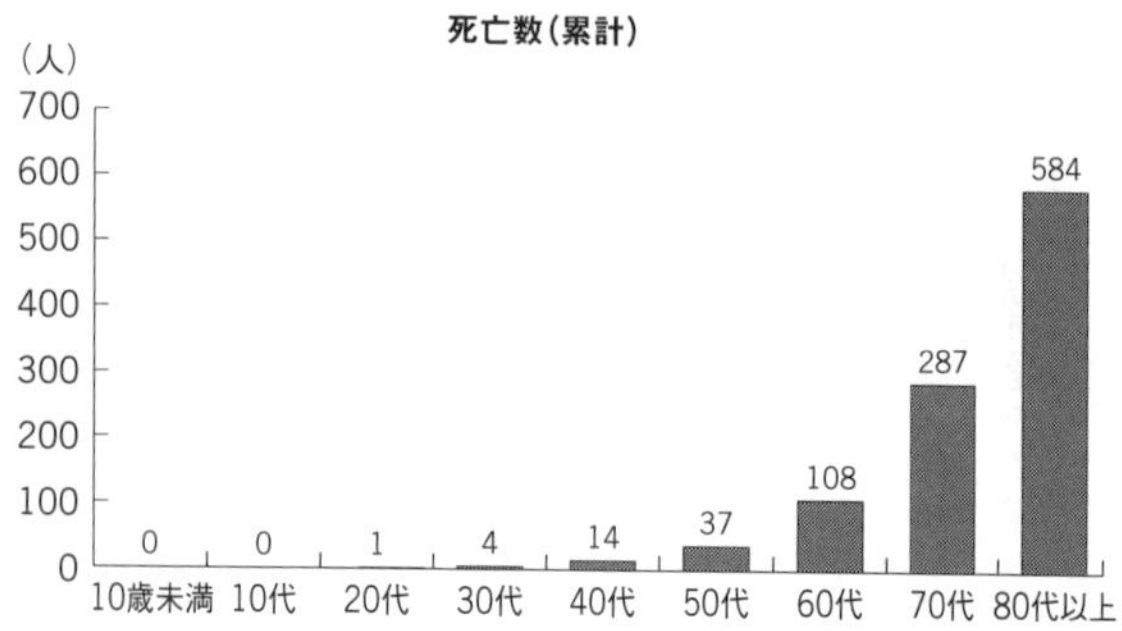

死亡率

全体	10歳未満	10代	20代	30代	40代	50代	60代	70代	80代以上
2.1%	0.0%	0.0%	0.0%	0.0%	0.2%	0.6%	2.9%	**9.5%**	**19.9%**

年齢階級別に見た死亡者数の陽性者数に対する割合

(出所) 厚生労働省の発表資料より

なぜ子どもは感染が少ないのか

10歳未満や10代の感染者が少なく、20代で急に増えるのは、もちろん大人のほうが行動範囲が広いというのもあるでしょう。小中高生は、主な感染場所になり得る学校でしっかり対策を行えば、ある程度、予防できるはずです。大人は、通勤や会社での勤務、夜の会食など、さまざまな場面で感染するリスクがあります。

ただ、子どもの感染者が少なく、大人が多いのは、どうもそれだけではないようです。ニューヨークの病院を受診した4~60歳の患者さんの鼻上皮におけるACE2受容体の遺伝子の発現について調べたところ、若いほどACE2の遺伝子が発現していなかった、つまりACE2受容体が少なかったという結果になりました（JAMA. 2020; 323(29): 2427-2429.）。

鼻上皮細胞は、新型コロナウイルスが最初に接点を持つところです。そこにあるレセプター（受容体）が若いほど少ないのだとすると、10代以下の感染者が少ないことの説明になっているといえるでしょう。

ただ、若ければ感染しないというわけではありません。実際、学校などの再開後、2020

年6～8月にかけては、保育園や小中高校でも、園児や生徒のクラスター感染が発生しています。10代以下の感染者の死亡率はゼロですが、同居している高齢者などにうつればもちろん危険です。5歳未満の感染者の上気道には、それ以外の年代の感染者と比べて、10～100倍のウイルスが存在していたという報告もあり（JAMA Pediatr. Published online July 30, 2020.）、子どもが家庭内での重要な感染源になる可能性も指摘されています。

免疫力のピークは「20歳」

年代別の死亡率を見ると、60代から増え始め、70代で9・5％、80代以上で19・9％と跳ね上がっています。この死亡率の数字は、感染者数（陽性者数）に対する亡くなった人の数です。70代と80代以上では感染者数はあまり変わりませんから、いかに高齢になればなるほど亡くなる方が増えるかということが分かります。

年齢が高くなるとリスクが上がるのは、多くの感染症で共通しています。それは、年を取ると免疫力が落ちるからです。

免疫力とは、体が病原体などの侵入や増殖を防御する力のことです。免疫力というと、少

図表3-2　年齢と免疫力、病気の頻度の関係

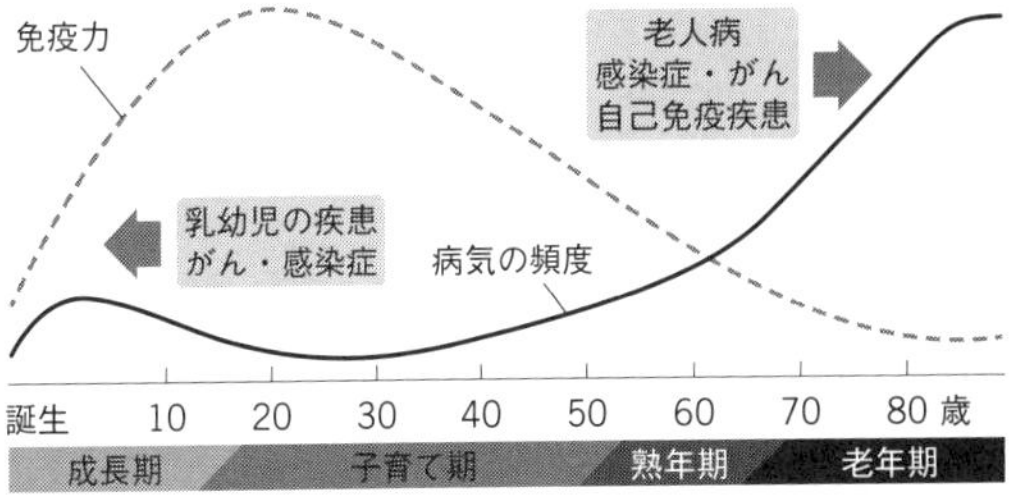

（出所）Biotherapy. 2009; 23(1): 1-12.

しあいまいな言葉であるように感じるかもしれません。実際、身長や体重のように、簡単に測定できるものではありません。

年齢と免疫力の関係は、おおよそ上の図のように表せられます（Biotherapy. 2009; 23(1): 1-12.）。これは、老化と免疫について研究する東京医科歯科大学名誉教授の廣川勝昱先生がまとめた図です。

生まれてから年を取るにつれて免疫力は上がり、20歳の頃にピークを迎え、その後は右肩下がりです。それに対し、病気の頻度（どれぐらい病気をしやすいか）についても曲線に表すと、乳幼児の頃に小さいピークがあり、その後、低い水準に抑えられているものの、40～50代では徐々に上昇し、60歳を過ぎたあたりから急激に増えていきます。

ただし、免疫力といっても個人差が大きく、例えば同じ60歳でも、30歳ぐらいの水準をキープしている人もいれば、すでに80歳ぐらいの水準に落ちてしまっている人もいます。

ということは、年を取っても生活習慣などで工夫を続ければ、免疫力をある程度キープすることも可能かもしれません。バランスのとれた食事をとり、睡眠時間をきちんと確保し、適度に運動しつつ、ストレスの少ない生活を送ることが、免疫力をキープして新型コロナウイルスに負けない体を作ることにつながるでしょう。

自然免疫と獲得免疫

そもそも、免疫とはどのような仕組みになっているのでしょうか。

病原体に対する免疫の防御反応としては、3段階があります。

第1の段階では、皮膚や、粘膜などが物理的・化学的なバリアとなって、病原体が体に入るのを防ぎます。侵入を許してしまった場合には、次の段階として、マクロファージや好中球と呼ばれる食細胞が対応します。ウイルスや細菌を食細胞が自身の中に取り込んで退治するのです。このとき、発熱や痛みなどの炎症が起き、それにより食細胞が活性化します。

図表3-3 3段階ある免疫の仕組み

第1段階	自然免疫	皮膚、粘膜、汗、涙など	皮膚や、鼻・のど・気道などにある粘膜と、そこにある殺菌物質が病原体の侵入を防ぐ
第2段階	自然免疫	マクロファージや好中球などの食細胞	体内に侵入した病原体を食細胞が食べたり、殺菌物質を用いて排除する
第3段階	獲得免疫	T細胞、B細胞などのリンパ球	自然免疫を突破した病原体を、リンパ球が主体となり、抗体などを用いて排除する

それでも病原体を撃退できない場合には、次の段階として、T細胞やB細胞からなるリンパ球などが活躍し、病原体を攻撃します。第2段階では病原体が人間の体の中に入って数時間後から防御反応が始まるのに対し、第3段階の防御反応が始まるのは感染から数日後と、少し時間がかかります。

また、第1段階と第2段階の防御反応は、人間が生まれてすぐ活動を始めるもので、「自然免疫」と呼ばれています。自然免疫は、さまざまな病原体に対して同じように働くという特徴があります。一方、第3段階は「獲得免疫」と呼ばれ、特定の病原体に対して特異的に働き、一度感染した相手のことを記憶していきます。獲得免疫は、人間が生まれたばかりのときはあまり機能しませんが、さまざまな病原体の刺激を受けて急速に成長します。

自然免疫は加齢に伴った変化をあまり見せませんが、獲得免疫は20歳の頃にピークを迎えたあとは、機能低下を始めます。ただし、低下の度合いは個人差が大きいという特徴があります。

免疫力を測定する方法

免疫力の低下に関係するのは加齢だけではありません。病気やストレスでも免疫力は低下してしまいます。

その病気やストレスが一時的なものだったら、免疫力もやがて回復するでしょう。しかし、病気が慢性の重い持病だったり、ストレスが長く続いていたら、免疫にも悪い影響が続いてしまいます。

先ほども紹介した東京医科歯科大学名誉教授の廣川先生は、病気などが免疫力にどのような影響を与えるのかを調べました。

免疫といっても、さまざまな細胞が複雑に絡み合って機能するものなので、「免疫力」を

図表3-4 免疫力の測定

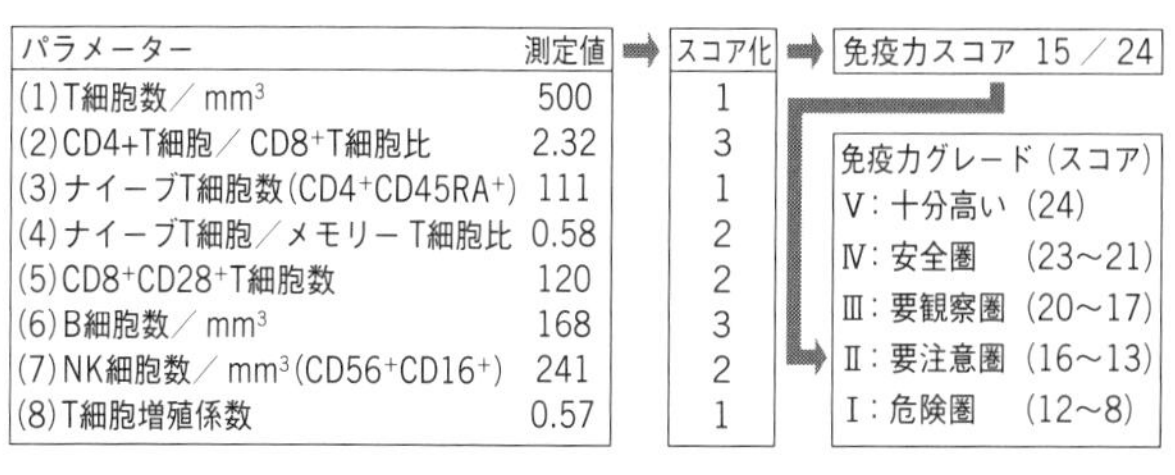

パラメーター	測定値	スコア化
(1)T細胞数／mm^3	500	1
(2)CD4+T細胞／CD8$^+$T細胞比	2.32	3
(3)ナイーブT細胞数(CD4$^+$CD45RA$^+$)	111	1
(4)ナイーブT細胞／メモリーT細胞比	0.58	2
(5)CD8$^+$CD28$^+$T細胞数	120	2
(6)B細胞数／mm^3	168	3
(7)NK細胞数／mm^3(CD56$^+$CD16$^+$)	241	2
(8)T細胞増殖係数	0.57	1

免疫力スコア 15／24

免疫力グレード	(スコア)
Ⅴ：十分高い	(24)
Ⅳ：安全圏	(23〜21)
Ⅲ：要観察圏	(20〜17)
Ⅱ：要注意圏	(16〜13)
Ⅰ：危険圏	(12〜8)

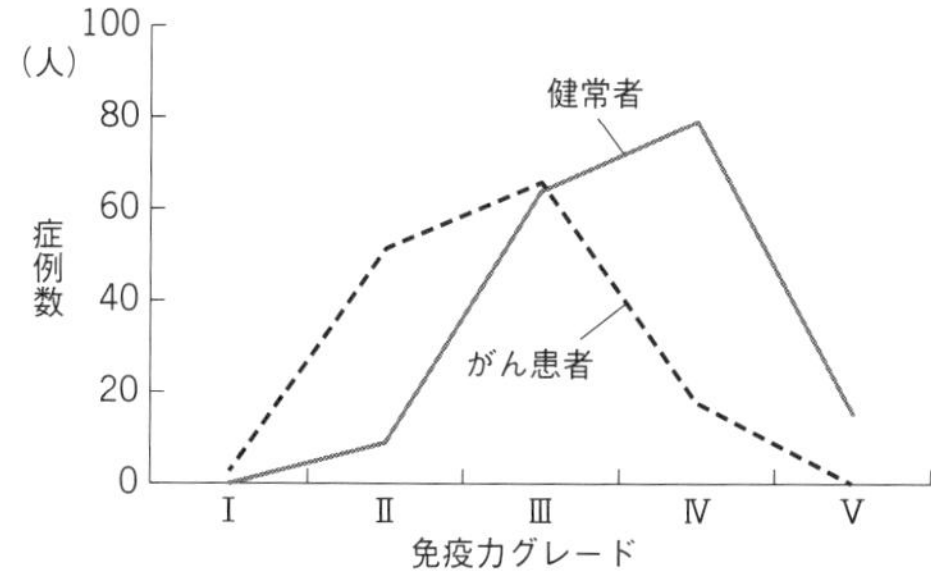

（出所）Biotherapy. 2009; 23(1): 1-12.

表す客観的な指標を求めるのはなかなか難しいのですが、廣川先生は、老化やストレス、病気によって免疫の機能が落ちる影響を調べるために、「免疫機能のなかで低下しやすいものを中心に測定すればよい」として、8つのパラメーターを選んで測定し、スコア化しました。

そのスコアを基に5段階の「免疫力グレード」を算出し、評価に使ったのです。

すると、やはり免疫力が病

気やストレスの影響を受けることがはっきり結果として出ました。例えば、健常者とがん患者では、図のように免疫力に差が出たのです（Biotherapy. 2009; 23(1): 1-12.）。

新型コロナの重症化のリスク因子は？

持病があると免疫力が低下し、その影響により新型コロナウイルスに感染したときに重症化しやすいと聞いて、不安に思った方も多いでしょう。

それでは、新型コロナウイルス感染症では、どのような持病がリスク因子となるのでしょうか。厚生労働省がまとめた『新型コロナウイルス感染症診療の手引き第２・２版』では、表のように重症化のリスク因子として「65歳以上の高齢者」「慢性呼吸器疾患」「慢性腎臓病」「糖尿病」「高血圧」「心血管疾患」「肥満（ＢＭＩ30以上）」を挙げています。

また、知見がまだ十分にそろっていないので重症化のリスク因子とはいえないけれども、要注意なものとして、「生物学的製剤の使用」「臓器移植」「ＨＩＶ感染症」「喫煙歴」「妊婦」「悪性腫瘍（がん）」となっています。

まだ病気になっていなくても、血糖値が高めの人、血圧が高めの人、太り気味の人は注意

図表3-5　新型コロナウイルス感染症の重症化のリスク因子

新型コロナウイルス感染症の重症化のリスク因子	知見がまだそろっていないので「重症化のリスク因子」とはいえないが注意が必要なもの
• 65歳以上の高齢者 • 慢性呼吸器疾患 • 慢性腎臓病 • 糖尿病 • 高血圧 • 心血管疾患 • 肥満（BMI30以上）	• 生物学的製剤の使用 • 臓器移植後やその他の免疫不全 • HIV感染症（特にCD4<200／L） • 喫煙歴 • 妊婦 • 悪性腫瘍（がん）

（出所）厚生労働省『新型コロナウイルス感染症診療の手引き 第2.2版』

が必要です。例えば、血糖値が高いと、血液中のブドウ糖が血管を傷つけ、動脈硬化が進み、心血管疾患（心筋梗塞や脳卒中）や慢性腎臓病のリスクが上がってしまいます。

特に、健康診断でメタボリックシンドローム（通称メタボ）といわれた人は、将来、糖尿病や高血圧などの生活習慣病につながってしまう恐れがあるので、暴飲暴食を避け、適度に運動して、メタボを克服することが大切です。

また、慢性呼吸器疾患とは、タバコが主な原因と言われる「COPD（慢性閉塞性肺疾患）」がよく知られています。新型コロナウイルス感染症の重症化リスクを考えるなら、やはり喫煙者は禁煙したほうがいいでしょう。ただし、COPDは禁煙後20〜30年経ってから発症することもあり、禁煙すればすぐにリスクが下げられるというわけではないかもしれません。

「生物学的製剤」とは、免疫が暴走して正常な細胞まで攻撃してしまう自己免疫疾患の治療薬として、新しいバイオテクノロジーによって作られたものです。代表的なものとしては、関節リウマチの治療薬があります。こうした生物学的製剤を使用していると、免疫力が低下して感染症にかかりやすくなります。

ただ一方で、新型コロナウイルスに感染して重症化する前に、免疫が暴走するのを防ぐために関節リウマチの生物学的製剤であるトシリズマブが利用できるのではないか、と臨床試験が進められているという側面もあります。

臓器移植を受けた人や、がん患者、妊婦さんも免疫力が落ちていて、感染症にかかりやすい状態にあります。新型コロナウイルス感染症の流行がなかなか収まらない限り不安は続くと思いますが、予防対策を心がけましょう。

ちなみに、重症化リスクに関連して、酸素吸入や人工呼吸器が必要になった新型コロナウイルス感染症の患者さんの遺伝子の塩基配列を解析し、健康な人と比較した研究がイタリアとスペインでありました。その結果、なんと血液型がA型の人は、ほかの血液型の人に比べ呼吸機能低下のリスクが1・45倍と高く、逆にO型はほかの血液型より0・65倍と低かったことが分かったそうです（New Engl J Med. June 17, 2020.）。A型の人にとってはとても気になる結果です。

入院は「中等症」から

新型コロナウイルスに感染し、軽症で回復せず、入院が必要になってしまった場合、どのような治療を行うのでしょうか。

できれば重症化は避けたいと多くの人が感じているでしょう。ただ、こうした治療の流れは知っておいたほうがいいと思いますので、ここで解説しておきます。

「軽症」や「重症」といった重症度は、『新型コロナウイルス感染症診療の手引き』によると、次ページの表のように決められています。

軽症は、酸素飽和度が96％以上で、咳はあっても息切れはない状態です。

ここでいう酸素飽和度とは、動脈の血液に含まれる赤血球のヘモグロビンの何％に酸素が

図表3-6　重症度分類（医療従事者が評価する基準）

重症度	酸素飽和度	臨床状態	診療のポイント
軽症	96%以上	呼吸器症状なし、咳のみ息切れなし	• 多くが自然軽快するが、急速に病状が進行することもある • リスク因子のある患者は入院とする
中等症Ⅰ（呼吸不全なし）	93～96%	息切れ、肺炎の所見	• 入院の上で慎重に観察 • 低酸素血症があっても呼吸困難を訴えないことがある • 患者の不安に対処することも重要
中等症Ⅱ（呼吸不全あり）	93%以下	酸素投与が必要	• 呼吸不全の原因を推定 • 高度な医療を行える施設へ転院を検討 • ネーザルハイフロー、CPAPなどの使用をできるだけ避け、エアロゾル発生を抑制
重症		ICU（集中治療室）に入室または人工呼吸器が必要	• 人工呼吸器管理に基づく重症肺炎の2分類（L型、H型） • L型：肺はやわらかく、換気量が増加 • H型：肺水腫で、ECMOの導入を検討 • L型からH型への移行は判定が困難

（出所）厚生労働省『新型コロナウイルス感染症診療の手引き第2.2版』より

結合しているかを、「パルスオキシメーター」という機器を使って皮膚の上から計測した値（SpO_2）です。酸素飽和度が低い場合、血液の中に十分な酸素を取り込めなくなっていることを意味します。

すでに説明したように、軽症の場合、多くがそのまま回復します。ただ、高齢者や基礎疾患があってリスクが高い人は、急速に病状が悪化することも考慮して軽症でも入院したほうがいいことがあります。

入院が必要な中等症は、息切れがあって肺炎の症状が見られる場合で、酸素飽和度によって２段階があります。

中等症Ⅰは、酸素飽和度93～96％で呼吸不全はない状態です。ただ、血液中の酸素が低下しても患者さんが呼吸困難を訴えない場合があるので注意しなければならない、と『診療の手引き』には書かれています。

酸素飽和度が93％以下になると中等症Ⅱとなり、呼吸不全のため酸素を投与します。酸素マスクや経鼻カニューレを使っても酸素飽和度が93％以上を維持できない場合は、気管に挿管して人工呼吸器を利用しなければなりません。『診療の手引き』では、「通常より早めのタイミングでの挿管、人工呼吸管理が望ましい」と書かれています。それほど病状が急速に悪化することがあるというわけです。また、中等症Ⅱでは、後ほど紹介する治療薬を使ったり、高度な医療を行うために転院を検討したりもします。

重症の場合は、集中治療室などで治療を行います。重症にも、L型とH型という2分類があります。比較的軽症なのがL型で、より重症なのがH型です。一部、L型からH型へ移行することもあるのですが、その判定は難しいとされています。

L型とH型の違いの1つは、「肺水腫（はいすいしゅ）」が生じているかどうかです。肺水腫とは、炎症により組織や細胞の破壊が進み、肺胞の周りの毛細血管から血液の液体成分がにじみ出し、肺胞の中に水分がたまってしまった状態です。こうなると自力で呼吸することは困難になるため、ＥＣＭＯ（エクモ＝体外式膜型人工肺）を利用することになります。

ＥＣＭＯとは、人工肺とポンプを利用した体外循環回路による治療のことです。本来であれば肺が行う「酸素を取り込んで二酸化炭素を出す」という機能を機械に任せることで、肺を完全に休ませることができます。その間に、体の免疫がウイルスを退治するのを待つのです。

図表3-7 国内の新型コロナウイルス感染症におけるECMO治療の成績累計

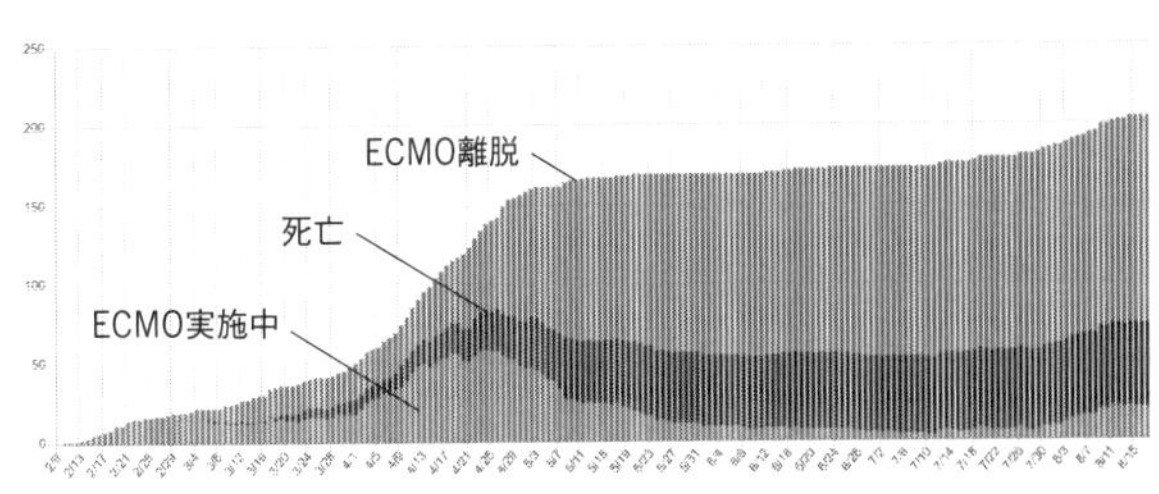

（出所）日本COVID-19対策ECMOnet https://crisis.ecmonet.jp/

日本の新型コロナウイルス感染症の患者に対するＥＣＭＯの治療成績はどうなっているでしょうか。日本ＣＯＶＩＤ-19対策ＥＣＭＯｎｅｔの集計によると、２０２０年８月17日までの累計で、ＥＣＭＯ離脱（治療終了）が１３１例、死亡が53例、ＥＣＭＯ実施中が20例となっています。

回復後も残る呼吸機能の低下

本書の冒頭で、私の後輩の呼吸器内科医が新型コロナウイルスに感染し、重症化した後に回復したと述べました。実は彼も、ＥＣＭＯによる治療を行いました。

この段階まで行くと、回復しても呼吸機能が低下するなどの後遺症が残ります。これはなぜでしょうか。

肺胞は直径わずか０・３ミリ未満の小さな袋で、それが肺には約3億個もあり、全部の表面積を合わせると70平方メートルにもなります。

それほど多くの肺胞があることで、人間の体に必要な酸素と二酸化炭素の交換が安定的に行えているわけですが、間質性肺炎が重症化すると、肺胞が線維化し、固くなり、肺胞の壁が厚くなって肺胞が虚脱し、機能しなくなってくるのです。

そのため、回復したあとも息切れなどの症状が続くのですが、場合によっては生涯にわたって後遺症が残ってしまうこともあります。

さらに、重い感染症にかかると血栓症（血液の塊ができて血管を詰まらせる病気）のリスクが上がるのですが、それは新型コロナウイルス感染症でも当てはまります（N Engl J Med. 2020; 383: 288-290.）。手足の静脈の血管に血栓ができるのが「深部静脈血栓症」で、そこでできた血栓が流れていって肺の血管に詰まると「肺塞栓症（はいそくせん）」、脳の血管に詰まると「脳（のう）梗塞（こうそく）」になります。私の後輩も、実際に肺塞栓症を起こしました。

なぜ新型コロナウイルス感染症が重症化すると血栓ができやすくなるのでしょうか。

重い感染症になると、炎症が全身に広がり、血管の内側の壁でも障害が起き、それを修復しようとして血が固まりやすくなります。通常、血液はサラサラと流れていきますが、血管に傷がつくと血小板が集まって固まり、傷口を埋めようとします。このような作用が全身の血管で起き、血栓ができてしまうのです。

新型コロナウイルス感染症とインフルエンザで亡くなられた方の肺を病理解剖した結果、微小な血栓が新型コロナ感染症群ではインフルエンザ群の９倍も認められたという報告もあります（N Engl J Med. 2020; 383(2): 120-128.）。

どういう仕組みかはまだ分かりませんが、新型コロナウイルス感染症では、軽症でも血栓症を合併することがあるそうです。そのため、若年層の患者さんでも脳梗塞を起こしたり、また軽症の人が突然死を起こすことも、血栓症と関連しているのではないかと考えられています（『新型コロナウイルス感染症診療の手引き』より）。

軽症でも残る後遺症の謎

ここまで、重症化した場合にどのような治療を行うのか、またどのような合併症や後遺症があるのかについてまとめてきました。とても恐ろしい内容であり、驚かれた方もいるかもしれません。

新型コロナウイルス感染症については、まだまだ分からないことも多いものの、治療法はある程度、確立してきました。

２０２０年6～7月頃に、国内で感染者が大きく増加したのはみなさんがご存じの通りですが、一方で重症者はそこまで増えませんでした。それは、感染者に20～30代が多く、そういった若い人たちは軽症で回復できたということに加え、もっと年齢が高い人たちでも、レムデシベルやステロイドなどの薬や、血栓症対策としての抗凝固薬の利用法が分かってきたおかげで重症化せずに済んだという側面もあります。

それならば、新型コロナウイルス感染症が比較的、怖い病気ではなくなっているのかというと、そうとは限りません。２０２０年8月になると、感染者の増加に伴い、大阪や東京をはじめ一部の地域で重症者も増加してきました。さらに、死亡率は下がってきても、回復したあとにさまざまな後遺症が残ってしまうことが分かってきました。

呼吸機能が低下し、息切れの症状が残るということはすでに述べました。それだけではありません。例えば、イタリアでは、味覚障害や嗅覚障害があった軽症の患者さんの追跡調査を行ったところ、4週間後でもこれらの障害が残っていた人が半数に上りました（JAMA

Otolaryngol Head Neck Surg. Published online July 2, 2020)。私が診察した患者さんの中では、２０２０年４月に感染が判明し、その後２カ月経っても味覚・嗅覚障害が残ってしまった方がいました。

ドイツの研究では、回復して退院した新型コロナウイルス感染症の患者に対して心臓のＭＲＩ（磁気共鳴画像）検査を行ったところ、その６割に「心筋炎」が見られたそうです(JAMA Cardiol. Published online July 27, 2020.)。心筋炎とは、ウイルス感染などが原因で心臓の筋肉に炎症が起きることです。

また、ほかにも頭痛、発熱、睡眠障害など、さまざまな後遺症が報告されているので、日本呼吸器学会でも実態を調査すると発表がありました。これも私が診察した患者さんのケースですが、子どもの頃に喘息を患っていた40代の女性は、新型コロナウイルスに感染し、軽度の肺炎から回復して退院したものの、その後、再び喘息を発症してしまいました。

感染したとしても軽症のうちに回復できれば喜ばしいのですが、やっかいな後遺症に悩まされるのは気の毒です。どのような仕組みでこれらの後遺症が残ってしまうのか、解明が待たれます。

さらに、後遺症とはまた違うのですが、新型コロナウイルス感染症から回復し、ＰＣＲ検査で陰性になった後、しばらくしてから再び陽性になる人が世界的にも報告されています。私が診察した中でも、女性の看護師の方で、仕事に復帰するためのＰＣＲ検査で2回陰性が確認されたにもかかわらず、咳のためクリニックを受診し、ＣＴでも肺炎が確認され、唾液のＰＣＲ検査で陽性となりました。新型コロナが再燃したのか、短期間で2回感染したのかは分かりませんが、回復して陰性となったあとでも気が抜けないことが分かります。

睡眠時間は絶対に6時間を切らない

この章では、新型コロナウイルスに感染した場合に、重症化する人と、軽症で済む人の違いは何かという切り口で、現在分かっているリスク因子や、免疫の仕組み、重症化したときの治療法などについていろいろとお伝えしてきました。

結局のところ、個人でできることは、ウイルスに感染しないための予防と、適切な免疫力をキープできる生活を送ることだといえるでしょう。

ただ、免疫力を保つ生活といっても、何か特別なことをしなければならないわけではありません。健康的な生活を送ればそれでよいのです。さまざまな研究によってそれが裏付けられています。

私自身、健康の維持には非常に気を使っています。毎日たくさんの患者さんを診ていますが、自分がもし風邪でもひいてしまったら大変です。最近は、週によっては土曜の午前中だけ、ほかの医師の先生に診察をお願いしていますが、それ以外は自分で患者さんと向き合っています。

診察以外は、最新の論文や医療情報のチェックなどのほか、メディアの出演にも時間を割いています。テレビ出演などが続くと体力的にもきついのですが、すでに述べたようにできる範囲で続けていきたいと考えています。最近はオンラインでの取材や出演も多いので、以前と比べると少しだけ体は楽かもしれません。

私がどのような体調管理を行っているかについては、前の本『絶対に休めない医師がやっている最強の体調管理』（日経BP）に書かせていただきました。

この本の中で紹介した体調管理のうち、特に免疫に関してよい影響があると思われるのは、やはり睡眠です。カリフォルニア大学の研究によると、睡眠時間が7時間の人に比べて、6時間未満の人は風邪をひくリスクが4・2倍となり、5時間未満の人は4・5倍になってしまうそうです（Sleep. 2015 Sep 1; 38(9): 1353-9.）。私は、睡眠時間は6時間を切らないように注意していて、そのうえで昼寝を15分追加して補っています。

質の良い睡眠をとるために気をつけていることもあります。まず、寝る1～2時間前に入浴すること。そして、寝る30分前ぐらいからスマートフォンやＰＣ、テレビの画面を見ないようにしていることです。スマートフォンなどの画面からはブルーライトが出ていて、脳が覚醒してしまうので注意しましょう。

平日にはなるべく短時間睡眠にして、土日に寝だめしようとする人もいますが、これは免疫力を下げる典型的な睡眠のとり方です。睡眠時間が不足すると一時的に免疫力は下がりますし、徹夜などは最悪です。やはり、毎日適切な睡眠時間を同じずつとることが大切なのです。

たんぱく質をしっかりとり、朝食は抜かない

免疫力をキープするための生活習慣について話を続けます。

食事については、たんぱく質をしっかりとることを心がけましょう。６大栄養素（脂質、糖質、たんぱく質、ビタミン、ミネラル、食物繊維）はどれも欠かせないものですが、忙しいと麺類やパンなど糖質が中心の食事になってたんぱく質が不足しがちです。たんぱく質が不足すると免疫力が低下することが分かっています。また、肉なら肉ばかり食べるのではなく、魚や乳製品、豆製品など、さまざまな食品からたんぱく質をとることが大切です。

ほかにも、重症化のリスクを上げないためには、糖尿病や高血圧を予防しなければなりません。血糖値を上げないためには、食事においてご飯などの糖質はなるべく最後に食べ、野菜や海藻などを最初に食べるとよいでしょう。食後のウォーキングにも血糖値を下げる効果があります。そして、高血圧の予防のためには、何といっても減塩です。

意外と盲点なのが、朝食をちゃんととること。鳥取大学の横山弥枝先生の研究で、朝食を抜くと死亡リスクが１・３倍に上がるという結果が出ています。朝食抜きはあらゆる生活習慣病に関係するうえに、がん、循環器疾患の死亡リスクにも影響を与えていたのです（Yonago Acta Med. 2016; 59: 55-60）。

朝食を抜くと、昼食や夕食のあとに血糖値が上昇しやすいことも分かっているので、朝は時間がなくてもなるべくとるようにしましょう。また、体内で効果的にたんぱく質が合成されるためには、1日3食いずれもきちんとたんぱく質をとる必要があります。

なお、偏った食事や、過度な減量、暴飲暴食、お酒の飲み過ぎは、いずれも免疫力を下げます。

軽い運動で免疫力をアップ

運動についてはどうでしょうか。軽い運動は免疫力をアップさせることが分かっています（Discov Med. 2015; 19: 433-45.）（Biomed Res Int. 2014: 2014: 498961）。私は、風邪のひき始めにはプールで5分間だけ泳ぐことにしています。新型コロナウイルス感染症が拡大してからはプールには行っていませんが、自宅でできるような軽く汗ばむ運動でも十分でしょう。

一方、激しい運動は逆に免疫力を下げてしまいます。230キロという過酷なレースを走るウルトラマラソンに参加した選手は、感染症にかかるリスクが高くなったという研究があります（Exerc Immunol Rev. 2015; 21: 114-28.）。おそらく、通常のマラソンの距離でも走ったあとは免疫力が低下して風邪などにかかりやすくなるので、マラソンが趣味という人は注意しましょう。

最後に、ストレス解消について。ストレスは免疫にとって〝天敵〟ですから、ため込まないようにしなければなりません。もし、お酒や美味しいものを食べるのが好きという方は、たまには羽目を外して、思いっきり飲み食いしてもいいでしょう。毎日それでは困りますが、適度に息抜きすることが重要です。

ストレス解消といっても、さまざまな方法があります。東京医科歯科大学名誉教授の廣川先生は、ヤマハ株式会社と組んで、健康な成人男性が打楽器を演奏することで免疫細胞の働きが変わったかどうかを調べました。すると、20人前後が集まってグループドラミングという方法で打楽器を1時間程度演奏したところ、免疫細胞の数値が上昇するという結果になりました（Med Sci Monit. 2007; 13: CR57-70.）。

打楽器の演奏といっても、高度なものではありません。指導者に教わりながら、みんなで楽しく叩いたことがよかったのでしょう。

この研究結果からは、気分転換できる趣味を持ったり、グループで何か楽しんだりすることが免疫力をキープするためには大切だということが分かりますね。

第 4 章

日本人はなぜ
肺炎で死ぬ人が多いのか

肺炎は日本人の死因の第3位

若い方の中には、新型コロナウイルスに関連したニュースによって、初めて肺炎の恐ろしさを認識したという人も少なくないでしょう。

10～20代の人は、肺炎という病気の名前は知っていても、肺炎について詳しく調べたり、対策を考えたりすることは、これまでなかったはずです。30～40代の人だって、身近に肺炎になった人がいなければ、そう変わらないかもしれません。

当然ですが、我々医療従事者は、肺炎をとても身近に感じています。

高齢者施設で働いている方や、介護の仕事をされている方も同様です。

なぜなら、高齢者は肺炎にかかる方が、非常に多いからです。50～60代であれば、自分や知人の両親が肺炎になった、などという人は少なくないはずです。

データを見てみましょう。厚生労働省の『人口動態統計２０１８』によると、２０１８年の肺炎による死者数は９万４６６１人で、日本人の死因の第5位でした。

ところが、肺炎の一種である誤嚥（ごえん）性肺炎（詳しくは後述します）も第7位に入っており、

図表4-1 日本人の死因順位（人口動態統計2018）

死亡数（人）

肺炎と誤嚥性肺炎を足すと3位に！

順位	死因	死亡数
①	がん	373584
②	心疾患	208221
	肺炎＋誤嚥性肺炎	133121
③	老衰	109605
④	脳血管疾患	108186
⑤	肺炎	94661
⑥	不慮の事故	41238
⑦	誤嚥性肺炎	38460
⑧	腎不全	26081
⑨	血管性等の認知症	20521
⑩	自殺	20031

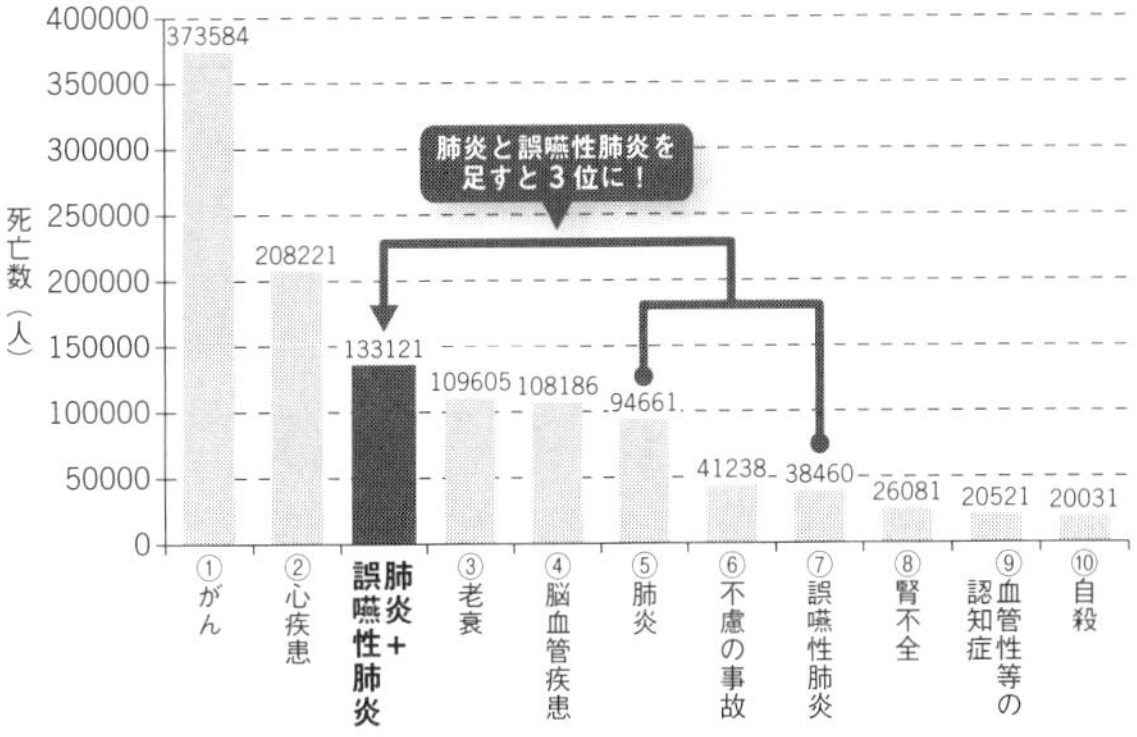

（出所）厚生労働省『人口動態統計2018』より

この両方を合わせると13万3121人で、これは死因別に見た日本人の死亡数で、がん、心疾患に続く第3位になります。

死因の第3位なのだから、多くの人が肺炎で亡くなっていると思うでしょう。しかし、実際には、さらに多くの方が肺炎で亡くなっているのです。

いったいどういうことでしょうか？

著名人が亡くなったニュースがテレビで流れたときのことを思い出してください。

「……昨夜遅く、俳優の○○○○さんが肺がんのため亡くなりました。享年85歳でした」

こんなニュースを聞いて、ほとんどの人は、「肺がん」が原因で亡くなったのだと思うでしょう。

ところが、実際には、直接の死因は「肺炎」かもしれないのです。先ほどの統計でも、がんや心疾患、脳血管疾患などで亡くなったことになっていても、肺炎で亡くなっていた可能性はあります。

つまり、直接的には肺炎で亡くなったとしても、がんなどの持病があった場合は、統計上は「死因はがん」になることが多いというわけです。

人口動態統計は、人が亡くなったときに役所に提出される「死亡診断書」に基づいて集計されています。この死亡診断書は、ほとんどが臨床医の判断で書かれていて、病理解剖に基づいているのは3％未満だといわれています。

その病理解剖のデータを見ると、実は直接の死因のトップは感染症なのだそうです(Biotherapy. 2009; 23(1): 1-12.)。感染症の中でも、多いのはもちろん肺炎でしょう。

高齢になればなるほど、免疫機能が低下し、病原体への防御力が弱まります。そのうえ、がんや心疾患、腎不全などの持病を抱えることによって、さらに免疫力は低下してしまいます。

そして、持病の治療中に肺炎を発症し、亡くなってしまうことが多いのです。死因の上位にある「老衰」のケースでも、肺炎で亡くなっている場合に、臨床医の判断で死亡診断書には老衰と記載していることがあります。

ですから、高齢者が入院している病院では、肺炎にならないよう、常に予防に取り組んでいます。高齢者施設の職員の方や介護の仕事をしている方も、肺炎の兆候を見逃さないよう、気を配っているのです。

がんは克服できても「最期は肺炎」は意外と多い

現在、医学の進歩によって、がんは昔のような不治の病ではなくなっています。

例えば胃がんは、ピロリ菌の除去によって予防することができ、罹患率は大きく減少しています。肝臓がんも、大きな原因だったB型肝炎とC型肝炎の減少により、減りつつあります。

治療法が確立しつつあるがんでは、なるべく早期に発見すれば、治療後に発症前と同様の生活を送れることもあります。

しかし、高齢になると、がんなどの持病の治療中に肺炎を合併し、亡くなってしまうことも少なくありません。

例えば、抗がん剤の治療中に肺炎になり、亡くなってしまうのは、仕方がないことでしょうか。

私はそうは思いません。肺炎をきちんと予防することができれば、高齢者のがん患者であっても、抗がん剤治療がもっと効果的に働いて、さらに長生きできた可能性はあります。80代後半で肺炎によって亡くなるのではなく、100歳まで元気に過ごせたかもしれないのです。

年を取れば免疫力が下がっていくものなので、完璧に肺炎を予防することは難しいかもしれません。しかし、予防法を自分で理解して、きちんと実行すれば、肺炎になるリスクはぐっと下げられるはずです。

現在、みなさんは新型コロナウイルスを警戒して、手洗いやマスク、対人距離をとるなどの感染予防を日々実践しているでしょう。また、万が一感染した場合の重症化リスクをどうしたら下げられるかということに対しても関心が集まっています。

新型コロナの肺炎の予防と、それ以外の肺炎の予防は、ある程度共通しています。ですから、今回の新型コロナウイルスの感染拡大を機に、多くの人が肺炎の予防法についての知識を身につけ、将来にわたってその知識を生かして肺炎を予防することができたら、日本人の健康長寿に大きく貢献することになります。

肺炎と長く向き合ってきた呼吸器内科医としては、そうなることを願ってやみません。

誤嚥性肺炎こそが〝最後のハードル〟

現代の日本は、人口に占める高齢者の比率が世界一の超高齢社会で、100歳を超える長寿も珍しくありません。健康に気を使う人が増え、喫煙率も年々下がっています。

そこに医学の進歩も加わった結果、昔のようにがんや心疾患で簡単には亡くならなくなったのは喜ばしいことです。

ところが、その一方で、肺炎で命を落とす人が増えています。

がんや心疾患などの大病を克服した高齢者だけでなく、大病せずに長生きしてきた高齢者でも、「最期は肺炎」というケースが増えているのです。

図表4-2　発症のメカニズム（感染ルート・手段）による肺炎の分類

誤嚥性肺炎	食べ物、飲み物、唾液などが誤って気管や肺に入り、そこに含まれていた病原体によって起きる肺炎
飛沫・接触感染による肺炎	咳やくしゃみなどによって飛び散る飛沫に含まれる病原体から感染、あるいは、手などに病原体がついた状態で目・鼻・口を触って感染して起きる肺炎
アレルギーによる肺炎	カビや鳥の羽毛・フンなどのアレルギーが原因で生じる過敏性肺炎や、薬のアレルギーにより起きる薬剤性肺炎など

肺炎そのものは昔からある病気で、決して新しいものではありません。戦前はがんや心疾患よりも肺炎のほうが多かったはず。それが、医学が発達した現在、どうして肺炎が猛威を振るっているのでしょうか。不思議に感じる人もいるかもしれません。

その原因は、「誤嚥性肺炎」です。

誤嚥性肺炎こそが、健康長寿を目指す日本人に立ちはだかる〝最後のハードル〟なのです。

本書の第1章では、肺炎にはさまざまな分類の仕方があると述べました。

病原体によって分類すれば「細菌性肺炎」や「ウイルス性肺炎」などに、炎症が起きる肺の場所によって分類すれば「肺胞性肺炎」や「間質性肺炎」などに分けられます。

誤嚥性肺炎というのは、発症のメカニズム（感染ルート・手段）によって分類した場合の肺炎の種類を指します。誤嚥とは、食べ物や飲み物、唾液、逆流した胃液などが、本来なら口からのどと食道を通って胃に送られるはずが、誤って気管に入ってしまう状態のこと。そして、誤って気管から肺に入った飲み物や唾液などに含まれる病原体によって起こる肺炎のことを、誤嚥性肺炎と呼ぶのです。

なお、誤嚥性肺炎は、新型コロナウイルスによる肺炎においても問題になります。というのも、新型コロナが原因のウイルス性肺炎の治療中に、２次性の細菌性肺炎を生じることが多く、治療のために抗生物質を投与することも多いのです。特に高齢者の場合は、新型コロナの肺炎のときにも、治療中の誤嚥により細菌性肺炎が２次的に生じることが多いというわけです。

発症のメカニズムによって分類すると、ほかに「飛沫・接触感染による肺炎」や「アレルギーによる肺炎」などがあります。飛沫・接触感染による肺炎といえば、すでにご存じのように、咳やくしゃみによって飛び散る飛沫や手を介して新型コロナウイルスなどの病原体に感染し、その結果、肺炎を発症するような場合です。また、カビや鳥のフンなどのアレルギーで肺炎になることも、すでに述べた通りです。

確実に対策したいのは「肺炎球菌」

高齢者は、誤嚥性肺炎にかかるケースが多いのですが、飛沫・接触感染による肺炎も少なくありません。新型コロナウイルスが猛威を振るう前は、第1章ですでに述べたように、飛沫・接触感染による肺炎は細菌の感染によって起こるものがメインでした。

誤嚥性肺炎の原因となる細菌は、肺炎球菌や歯周病菌など口の中にいるものがほとんどです。飛沫感染による肺炎の原因となる細菌は、肺炎球菌、黄色ブドウ球菌、インフルエンザ菌（インフルエンザウイルスとは別）などです。

誤嚥性や飛沫・接触感染などの肺炎を合わせて見ると、高齢者の細菌性肺炎で最も多い原因菌は、肺炎球菌だといえます。

新型コロナウイルス以前は、肺炎球菌による肺炎が、肺炎全体で見ても約3割を占めていました。原因が「不明」の分を除くと、原因菌の約半分が肺炎球菌です。

このため、肺炎球菌のリスクに対応するのはとても重要です。詳しくは後ほど触れますが、高齢者に対して肺炎球菌ワクチンの接種が推奨され、２０１４年より自治体から助成が出るようになったのも、そうした背景があります。

では、実際に細菌が原因の肺炎になると、どういう症状が出るのでしょうか。

一般に、細菌性肺炎の典型的な症状は、咳、痰（黄色や緑色の痰）、発熱、胸の痛み、息苦しさの5つ。これが5大症状といわれています。

それぞれの症状は風邪でも起こりますが、肺炎の場合は風邪よりも症状が重いのが特徴です。発熱も3日以上続き、咳も1週間以上（治療が遅ければ2週間以上）続くことが多いのです。

炎症が肺を包む胸膜（きょうまく）に及ぶと、胸が痛くなり、血液中の成分が染み出して胸水が貯留する、「胸膜炎」を起こすこともあります。

また、細菌が血液中に侵入し、全身の臓器に影響を及ぼして死の危険性が高まる「敗血症」に至ることもあります。

高齢者の肺炎は見逃されがち

発熱や咳などの症状の重さが、細菌性肺炎かどうかを見極めるための1つのポイントになるわけですが、免疫力の落ちている高齢者の場合、この法則がそのまま当てはまるわけではありません。

高齢者の細菌性肺炎の特徴は、風邪と症状がよく似ていることです。肺炎になってもあまり熱が出ないことが多く、本人も家族も風邪と勘違いして肺炎と気づかないのです。

そして放置しているうちに、重症化することがあるので油断できません。

一般に、若い人が肺炎にかかると38℃以上の高熱が出ますが、高齢者でそこまで熱が出ることは少なく、通常は37℃台にとどまってしまいます。それは、高齢になると体の免疫機能が低下するためです。免疫力が高い若い人は、細菌やウイルスなどの病原体が体内に侵入すると、防衛反応が適切に機能して高熱が出るのですが、高齢者は免疫力が低下しているため、そこまで高熱にならないのです。

このため、肺炎にかかっていても、少しだるい、咳が長引く、食欲低下といった程度の症状で、本人は風邪が長引いているだけと思っていることも多かったりします。

私がクリニックで実際に患者さんを診ている印象では、70歳以上の方で「風邪だと思う」と言って受診してきた場合、半分くらいは肺炎になっています。

高齢者の場合は、いつもの風邪とは少し違うなと感じたら、すぐに医療機関を受診したほうがいいでしょう。放置して炎症が進むと、抗生物質が効きにくくなり、治りにくくなってしまいます。

咳が2週間以上続いているときも要注意です。肺炎だけでなく、咳喘息（せきぜんそく）、肺がん、結核などの可能性があります。ただの風邪であれば、咳が2週間も続くことはありません。

実際に病院やクリニックで、医師が肺炎かどうか判断する際には、聴診器での診察で肺炎特有の音を確認したうえで、血液検査で炎症反応を調べ、レントゲンやCTによる画像検査をするのが一般的です。画像検査では、炎症が起きている部分が白く映る（白い影が認められる）ことで判別します。

また、喀痰（かくたん）検査で、原因となる病原菌も調べます。最近では、マイコプラズマはのどの粘膜から細胞を採取する抗原検査で、肺炎球菌やレジオネラ菌は尿検査で尿中抗原を調べることで、原因となる菌の検索が15分程度で可能となっています。

なお、もしただの風邪だったら、むやみに咳止め薬や解熱剤を飲まないほうがいいでしょう。よくいわれるように、これらは咳や熱で苦しいときの対症療法であって、本来の意味で「風邪を治す薬」は存在しません。

解熱剤を飲むなら、苦しいときだけ、どうしても避けられない仕事があるときなどに限定して飲むべきです。解熱剤をずっと飲み続けていると、発熱という肺炎のサインを見逃してしまうこともあるので危険です。

新型コロナウイルスに感染した人が、発症後、解熱剤を飲みながら仕事をしていた、というニュースを聞いたこともあるでしょう。それも、発熱という重要なサインを見逃してしまったケースだといえます。

飲み込む力の衰えが肺炎を招く

誤嚥性肺炎は、メディアでもよく取り上げられたので、聞いたことがあるという方も多いでしょう。

図表4-3　のどは気道と食の通り道の交わる場所

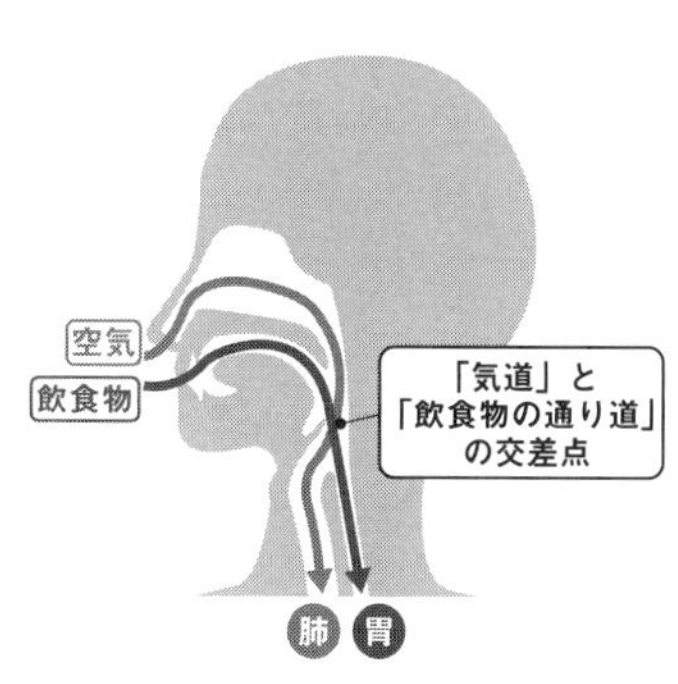

繰り返しになりますが、誤嚥とは、飲食物、唾液、あるいは逆流した胃液が食道ではなく、気管や肺に入ってしまうことを指します。それらに含まれていた病原体によって起きる肺炎が誤嚥性肺炎というわけです。

なぜ誤嚥が起こるのかというと、それは、年を取ってのどの筋力が低下することと密接に関係しています。のどは、とても複雑な構造をしています。のどは、空気が通る気道と飲食物の通り道が交差する場所です。

呼吸するときは気道が開き、飲食する際には気道が閉じています。そして、食事の際は、ごっくんと飲み込む動作（嚥下反射）が起こり、のどのフタである喉頭蓋が倒れ、飲食物が気管に入るのを防ぐと同時に、食道の入り口が開き、食べ物が食道に入っていきます。

基本的には気管の入り口は、飲食物を飲み込む際は閉じられています。ところが、加齢に伴ってのどの機能が衰えると、ここに隙間ができてしまい、飲食物や唾液が気管へと落ちやすくなるのです。肺へ病原体の侵入を許せば、肺炎を起こすリスクは当然高くなります。

また、体には気道から病原体が侵入するのを防ぐためのシステムがあるのですが、加齢によりそうした防御システムも衰えてしまうのです。

例えば、咳によって異物を吐き出すのも、そうしたシステムの1つです。ウイルスや細菌がのどの奥まで侵入すると、気道の表面にあるセンサーが異物を察知して脳に伝え、脳は、即座にのどに対して、異物を吐き出すように指示します。これが咳です。この一連の反応を咳反射といいます。

このほか、気道に張り巡らされた線毛が異物をキャッチして、ベルトコンベヤーのように口側へと運んでいき、異物が痰として吐き出されるシステムがあることは、すでに述べた通りです。

このような防御システムがあるため、通常、病原体は上気道で炎症を起こす程度で、なかなか下気道まで入れません。特にウイルスは自力では増殖できないので、上気道炎、つまり風邪の症状を起こすだけで、２週間以内に消滅してしまいます。

しかし、呼吸筋（肋間筋や横隔膜）の筋力低下による咳反射の衰えや、気道の線毛の機能が加齢により低下し、病原体の侵入を許しやすくなると、誤嚥と併せて肺炎を引き起こす原因となってしまうのです。

のどの筋力は40代から低下

誤嚥性肺炎にかかる人が増えるのは主に60代以降ですが、誤嚥そのものは40代から始まります。

実際、多くの方は、20～30代の頃は、食事中に食べ物や飲み物が気管に入って、むせたり、咳き込んだりしたことはほとんどなかったでしょう。それが40代になると、むせるケースが増えてくるのです。

私自身、40代の頃、診療の合間にカレーを急いで食べようとしたときに、初めて誤嚥を経験しました。

食事の際にむせたり咳き込んだりすることこそ、のどの老化が始まり、誤嚥しやすくなり始めたサインなのです。こうしたサインを無視して、何も対策をとらないでいると、徐々に飲み込む力が落ち、さらに誤嚥しやすくなります。

食べ物を胃に送る際に、のどの筋肉を瞬時に動かして、ごっくんと飲み込む機能（嚥下機能）を保ち、呼吸筋を鍛えて咳をする力をキープして肺に異物が届く前に吐き出せるかどうかは、どれだけ元気に長く生きられるかと密接に関わっているのです。

のどの老化のサインを見逃さず、早いうちから飲み込む力や咳反射の衰えを防ぐように生活習慣を変えていくことで、これらの機能をキープできれば、健康寿命を10年延ばすことも可能だと私は考えています。

肺炎というと高齢者のもので、40～50代の働き世代には関係ないと思っている人も少なくないでしょう。しかし、シニア世代はもちろんのこと、その前の段階から対策に取り組むことでリスクを下げれば、健康寿命を延ばすことにつながるのです。

高齢者の肺炎はなぜ繰り返すのか

誤嚥性肺炎が〝最後のハードル〟であるのは、高齢者が誤嚥性肺炎を繰り返し発症した後に亡くなることが多いからです。

誤嚥性肺炎の治療の難しさは、繰り返しやすいことにあります。

「誤嚥性肺炎を起こす」→「寝ている時間が長くなり体力が落ちる」→「嚥下機能が低下する」→「また誤嚥性肺炎を起こす」――といった具合に負のスパイラルに入ってしまうのです。

誤嚥性肺炎は、多くの場合、ウイルスではなく細菌が原因です。そのため、抗生物質で治療します。しかし、菌をやっつけても、また誤嚥してしまうと肺炎を再発してしまいます。こうして繰り返し肺炎を引き起こし、抗生物質とのイタチごっこになってしまうと、当然、体の免疫力もどんどん落ちていきます。そして最後は死に至ってしまうのです。

誤嚥性肺炎が繰り返しやすい理由の1つは、「本人が気づかない誤嚥」が多いためです。

一般に誤嚥というと、食べ物や飲み物が気管に入るというイメージを持つ人が多いでしょう。テレビで誤嚥性肺炎が取り上げられたときに「高齢者がこんな食べ物を誤嚥してしまった」という画像を見たことがあるかもしれません。しかし実際には、そうしたケースは多くはないのです。

本人が誤嚥しているのに気づいている場合、「顕性誤嚥」と呼ばれます。こうした顕性誤嚥も問題なのですが、実際に多いのは本人が気づかない誤嚥である「不顕性誤嚥」、いわゆる「隠れ誤嚥」です。

夜、睡眠中などに口腔内細菌を含む唾液や逆流した胃液が気管に流れ込んで、気づかないうちに誤嚥を起こし、これが肺炎につながっているのです。口の中には肺炎球菌や歯周病菌がいるので、免疫力が低下しているとこれらが原因となって肺炎を起こしてしまいます。

隠れ誤嚥は自分で認識できないだけに防ぐのは難しく、それもあって肺炎を繰り返してしまうのです。

隠れ誤嚥の原因になる「小さな脳梗塞」

それでは、なぜ隠れ誤嚥を起こしてしまうのでしょうか。

加齢とともに、のどの機能（嚥下反射）や咳反射が衰えるのは、のどの筋肉や呼吸筋（肋間筋や横隔膜）の筋力が低下しているのも原因の1つだと述べましたが、実はそれだけではありません。

動脈硬化から起こる「ラクナ梗塞（こうそく）」も、嚥下反射や咳反射が衰える原因になっており、これが隠れ誤嚥を起こしてしまうのです。

ラクナ梗塞は、いわば小さな脳梗塞で、一般に日常生活に影響を及ぼすことはないといわれています。検査などで見つかっても、「加齢によるものなので心配ありません」などと言われることが多いのですが、実は嚥下反射や咳反射に影響することが明らかになっています。

脳の中の、大脳基底核（きていかく）という場所にラクナ梗塞ができると、嚥下反射や咳反射の機能が低下してしまうのです。

つまり、誤嚥性肺炎を防ぐためには、ラクナ梗塞を予防することも大切なのです。そのためには、動脈硬化の予防、すなわち高血圧や脂質異常症など生活習慣病の改善も重要になってきます。

ここまで、この章では、新型コロナウイルス以外の肺炎として、日本では高齢者に多い誤嚥性肺炎や、飛沫・接触感染が原因の一般的な肺炎の特徴についてお話ししてきました。

誤嚥性肺炎は、早ければ50代から始まり、60代以降は歳を重ねるごとにどんどん増えていきます。高齢者の肺炎の7割以上を占めており、その比率は今後増加していくと予想されています。認知症などで寝たきりになっていると、誤嚥性肺炎によって命を落とすケースは少なくありません。

高齢になってから肺炎の負のスパイラルに陥ってしまうと、そこから抜け出すのは難しくなります。だからこそ、事前に対策に着手することが重要です。

働き盛りの世代から、のどの老化を防ぐトレーニングを始めると同時に、動脈硬化を予防する生活習慣を心がけることで、将来の誤嚥性肺炎のリスクを下げることは可能なのです。

また、肺炎球菌ワクチンを接種することにより、もし肺炎球菌が原因の肺炎になってしまった場合でも、重症化を防ぐことができます。そして、歯周病菌対策として口腔ケア（歯磨き）をきちんと実施することでも肺炎リスクは下がります。

食事の選択や食後の過ごし方といった日常のちょっとした改善でも誤嚥のリスクを下げることはできます。日本人にとって〝最後のハードル〟でも、このように「打つ手」はいくつもあるのです。

次の章では、こうした誤嚥性肺炎や、新型コロナウイルスの肺炎への、具体的な対策をまとめてお伝えします。

第　5　章

「最期は肺炎」を避けるために今すぐやるべきこと

肺炎対策で健康寿命を10年延ばす

新型コロナウイルスによる肺炎が恐ろしいことは、多くの人が感じていると思います。しかし、それに負けず劣らず恐ろしいのは、高齢者の誤嚥性肺炎です。

前章でお話ししたように、誤嚥性肺炎とは飲食物や唾液、逆流した胃液などが気道に入ることで、その中に含まれていた細菌により発生した肺炎のこと。新型コロナウイルス以前は、高齢者の肺炎の7割以上が誤嚥性肺炎でした。

繰り返しになりますが、年を取ると嚥下反射（飲食物を食道に飲み込むこと）や咳反射（異物が気道に入ったときに咳をして出すこと）が衰えて、誤嚥性肺炎を発症しやすくなります。さらに、睡眠中など無意識のうちに唾液を気管に入れてしまう「隠れ誤嚥」によって肺炎になるケースもとても多く、このため誤嚥性肺炎は繰り返しやすいのが特徴です。

肺炎になって寝込むと、体力が低下するだけでなく、嚥下反射や咳反射の能力が落ち、再び肺炎になってしまう……。この負のスパイラルに陥らないようにするためにも、早くから予防策に取り組む必要があります。

のどの老化のサインを見逃さず、適切な対策を実践すれば健康寿命を10年延ばすことも可能なのですから、新型コロナウイルスによる肺炎の予防と併せて、ぜひ取り組みましょう。

この章では、具体的にどうすれば「肺炎のリスク」を下げられるのかについてお伝えしていきます。

まずは「のど年齢」をチェック

新型コロナウイルスという差し迫った脅威に比べれば、誤嚥性肺炎は「高齢者のもの。自分は関係ない」という印象があるかもしれません。

しかし、のどの老化のサインは40代から現れます。第一線でバリバリ働いている現役世代にとっても、決して対岸の火事ではないのです。

誤嚥するようになる大きな理由は、のどの筋力の衰えと唾液の分泌が減ること。そこで、のどの老化度をチェックするための検査が、「ゴックンテスト」です。クリニックを受診した３５０人以上の患者さんに協力してもらった結果、加齢に比例してのどの嚥下機能（飲み込む力）が落ちていくことが分かりました。

図表5-1　ゴックンテストで、「のど年齢」をチェック

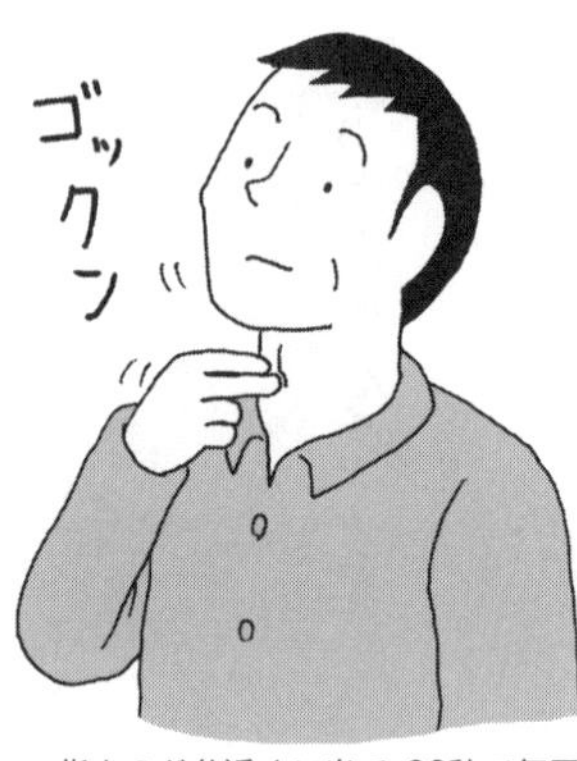

回数	のど年齢
10回以上	のど年齢**20代**
9回	**30代**
8回	**40代**
7回	**50代**
6回	**60代**
5回	**70代**
4回以下	**80代以上**

指をのど仏近くに当て、30秒で何回唾液を飲み込めるかをチェックする

つまり「ゴックンテスト」をすれば、あなたの「のど年齢」がどのくらいなのか分かるわけです。

やり方は簡単。まず、水を一口飲んで口の中を湿らせます。それから、30秒間で何回唾液を飲み込めるか数えましょう。

ちなみに、このように唾液だけを飲み込むことを「空嚥下（からえんげ）」と呼びます。唾液を飲み込むときはのど仏が上下に動くので、指をのど仏の周辺に当てておくと数えやすいので試してみてください。

10〜20代の若者は唾液の分泌も多く、のどの筋肉もよく動きます。30秒の間に10回以上飲み込めるのが普通です。これが30代になる

と平均回数が9回に落ち、40代では8回、50代では7回、と徐々に減っていきます。

つまり回数が少ないほど、のど年齢が老けているということです。50代なのに5回しか飲み込めないようなら要注意。5回以下になると、誤嚥性肺炎のリスクが高くなります。実際に私が診た患者さんで肺炎を発症している方は、5回以下の方がほとんどでした。特に、1～3回だと危険な状態だといえるでしょう。

このゴックンテストを実際にやってみると、途中からは唾液がなくなってゴックンできなくなった、という方も少なくありません。このように唾液が出ない（＝うるおいが足りない）のも、のどの衰えのサインなのです（詳しくは後述します）。

のどの老化は、そのまま放置しておくとどんどん進んでしまいますが、トレーニングなどを実践することで、そのスピードを緩やかにしたり、若返らせることもできます。

のどや呼吸筋を鍛える3つのトレーニング

それでは、誤嚥性肺炎の対策として、のどや呼吸筋を鍛えるためのトレーニングや生活習慣について具体的にご紹介しましょう。

トレーニングは、大きく3つあります。

①**のどの筋肉**：のどの筋肉を鍛えて飲み込む力を高める
②**のどのうるおい**：唾液の量を増やしてのどをうるおす
③**呼吸筋**：呼吸筋を鍛えて、咳反射がスムーズに起こるようにする

嚥下機能が低下する第一の理由は、のど周辺の筋肉が衰えること。筋肉は使わなければどんどん弱くなるし、逆に鍛えれば何歳であっても強化できます。のどの筋肉だって例外ではありません。

私が推奨するのどを鍛えるトレーニングとしては、手とおでこで押し合う「飲み込みおでこ体操」、あごの下に当てた親指とあごで押し合う「あご持ち上げ体操」などがあります。

ほかにもトレーニングをやってみたいという方は、私の著書『肺炎にならないためののどの鍛え方』（扶桑社）などをご参照ください。

高齢者の嚥下機能が衰える理由の1つに、リタイアして自宅に引きこもり、人と話す機会

図表5-2 のどを鍛えるトレーニング

飲み込みおでこ体操

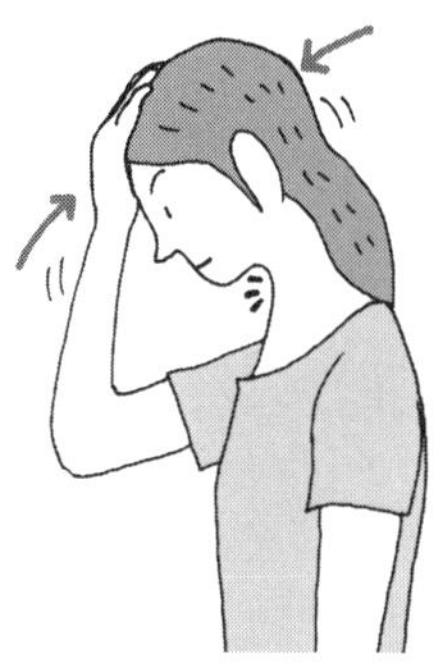

おでこに手のひらの下部を当て、おでこは下方向に、手のひらは上方向に力を入れ、5秒間キープ(のど仏に力が入るよう意識)。5 ～ 10回行う

あご持ち上げ体操

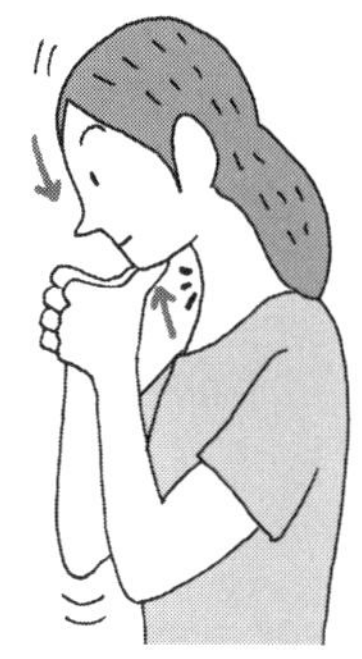

あご下に両手の親指の腹を当て、あごを下方向に、親指は上方向に力を入れ、5秒間キープ(のど仏に力が入るよう意識)。5 ～ 10回行う

が減ることが考えられます。発声と嚥下はほぼ同じ筋肉を使っているので、声を出す力が弱くなると飲み込む力も弱くなるのです。つまり、声を出す機会を増やすことが大事なのです。

実際、よく話す高齢者はのどの衰えが遅い傾向があります。社交性がある女性のほうがよく他人と話すため、のどが衰えにくいのです。

男性の場合は、特にリタイア後に人に会わなくなると、会話が減ります。積極的に人と会って会話を交わすことを心がけてください。趣味があれば、同好の士が集まるサークルに入るのもいいでしょう。

また、のどを鍛えるトレーニングや、積極的に会話をすること以外にも、「カラオケ」や「朗読」などでも同様の効果があります。

カラオケ喫茶で新型コロナウイルスのクラスター感染が発生した影響で、「カラオケはちょっと……」と心配になるかもしれません。ですが、「1人カラオケ」ならどうでしょうか。歌が下手でも、マニアックな曲でも問題ありません。他人の目や耳を気にせず、自分が好きな歌を延々と歌って、ストレス発散効果も期待できます。最近は感染予防のため「マイマスク」を使う人も増えているそうです。

ちなみに、60歳以上の44人に好きな曲を3曲歌ってもらった研究から、歌ったあとは唾液の分泌量が増え、コルチゾール（ストレスが多いとき出るホルモン）が減り、緊張や抑うつといったネガティブな感情も改善することが確認されています（Biopsychosoc Med. 2014; 8: 11.）。

歌が苦手な人は、朗読でもいいですね。本や雑誌、新聞の記事を声に出して読むだけなので、手間もお金もかかりません。

また、先ほど紹介したゴックンテストでやった空嚥下も、それ自体が嚥下機能のトレーニングになります。いってみれば、野球やゴルフにおける素振りのようなもの。実際、嚥下障害がある人のリハビリテーションでも取り入れられています。食事のときは５～６回空嚥下をしてから食べ始めるといいでしょう。

食事はよくかんで食べる

唾液の分泌が減り、のどのうるおいが失われるのも、のどの老化のサインです。一般に年を取ると唾液の分泌量は減っていきます。高齢になるほど「ゴックンテスト」の回数が落ちる理由の１つに、唾液の分泌量の減少があります。

私が３５０人以上の患者さんに協力してもらって実施したゴックンテストでは、年齢が上がるほど唾液が出なくなり、テストの後半は飲み込めなくなる傾向が顕著に見られました。唾液量と飲み込み力は密接に関係しています。

唾液の分泌が減ると、その結果、肺炎のリスクも高くなってしまいます。のど粘膜にある線毛の動きが悪くなり、異物の排除がスムーズにできなくなり、免疫力が落ちるからです。

のど年齢の若返りには、のどの粘膜をうるおすことも大きなポイントになります。

では、のどのうるおいを保つためには、どんなことを心がければいいのでしょうか。そのためには、日ごろから3つのことを心がけてほしいと思います。

1つは、食事のときはよくかんで食べること。よくかむことによって唾液の分泌が促され、胃の負担も少なくなります。

2つ目はこまめに水分摂取すること。水やお茶をこまめに補給するようにすれば、のどの線毛が活発に動くようになって免疫力が高まり、かぜやインフルエンザの予防にも役立ちます。ちなみに、緑茶に含まれているカテキンがインフルエンザを防ぐという研究もあります。

熱中症が気になる夏場を過ぎると、水分摂取をおろそかにしがちですが、適切な水分摂取が健康維持の基本になるのは言うまでもありません。特に高齢者は、脱水を起こしやすいだけに注意しましょう。

3つ目は、呼吸法です。口から呼吸する「口呼吸」ではなく、口を閉じて鼻から呼吸する「鼻呼吸」を実践すると、口内乾燥を防ぎ、のど年齢を若く保てます。

日本人は、口呼吸をしている方が多いのですが、口呼吸では口の中が乾燥しやすくなります。するとのどのうるおいも失われやすくなり、のど年齢が落ちやすくなるのです。

また、ガムやアメ玉も、唾液の分泌を増やしてくれます（糖分のとりすぎには注意）。このほか、空気が乾燥している冬は、のどのうるおいを保つために加湿器を使うのもいいでしょう。

呼吸筋を鍛えるストレッチ

トレーニングの3つ目は、咳反射がスムーズに起こるように呼吸筋を鍛えることです。咳でウイルスや細菌などの異物を気道外に排除すれば、肺炎には至りません。病原体の肺への侵入を阻止するためには、咳反射は必須。スムーズに咳反射をするためには、肋骨を動かす肋間筋や横隔膜といった呼吸筋が重要となります。

この呼吸筋が衰えると肺活量が落ちて、気道に異物が入ったときの咳反射もうまくできなくなるのです。

肺そのものは鍛えることができませんが、呼吸筋はのどの筋肉と同じく、トレーニングで

図表5-3　呼吸筋を鍛える「タオルストレッチ」

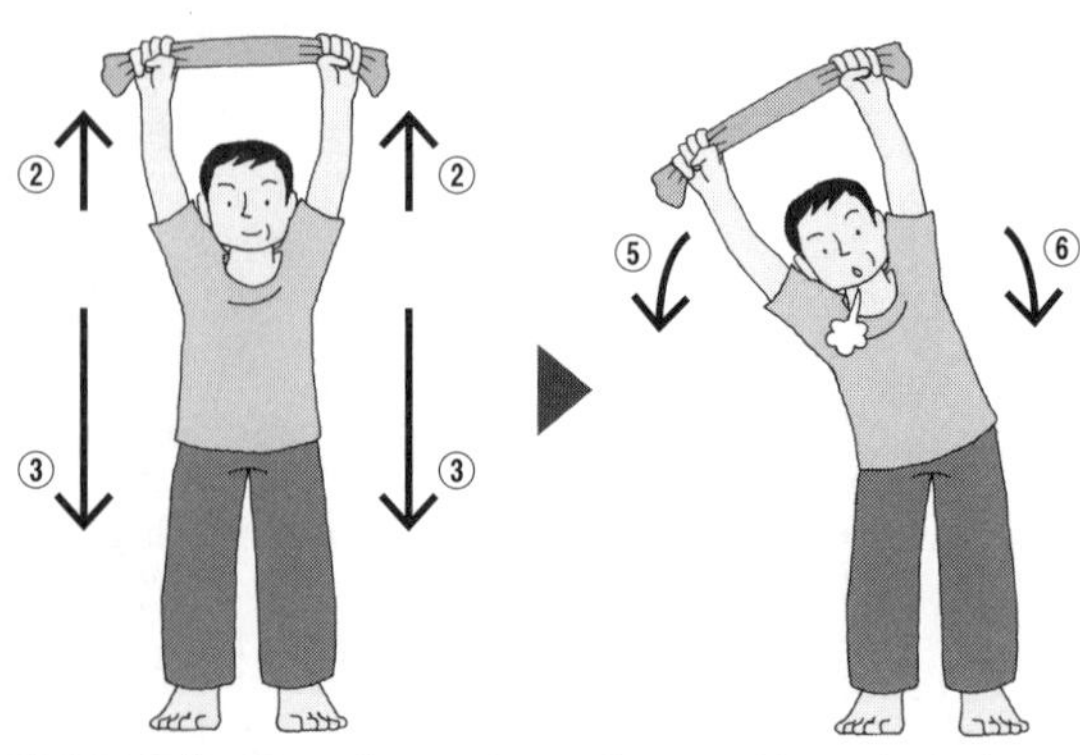

①両脚を肩幅に開いて立ち、両手を同じく肩幅の広さに開いてタオルを持つ
②横隔膜を意識して、ゆっくり息を吸いながらタオルを頭上に持ち上げる
③横隔膜を意識して、ゆっくり息を吐きながら、腕を伸ばした状態でタオルを脚の位置まで下ろす
④この動作を4～5回繰り返す

⑤タオルを持ち上げた後、肘を伸ばした状態で、息を吐きながら体を右側に倒し、左側を伸ばす
⑥反対側も同様に行う。息を吐きながら体を左側に倒し、体の右側を伸ばす
⑦この動作を4～5回繰り返す

鍛えられます。呼吸筋が強くなると肺を大きく膨らませることができるようになるため、肺活量が増え、咳反射もスムーズにできるようになります。

呼吸筋を鍛える方法としてお勧めなのは、タオルを使って行う「タオルストレッチ」です。これにより、肋間筋や横隔膜などの呼吸筋を鍛えることができます。

腕を持ち上げる動作は、

本来は胸郭を鍛えるストレッチですが、腕を上下に動かすときに横隔膜を意識して呼吸すると、横隔膜も鍛えられます。また、体を横に倒し、体側を伸ばすと肋間筋がほぐれ、胸郭が開きやすくなります。

このストレッチは、呼吸筋を鍛えると同時に、全身のストレッチにもなります。例えば、入浴後に行う習慣にすると続けやすいし、リラックスして熟睡しやすくなるでしょう。

毎日タオルストレッチを続けていくと、横隔膜や肋間筋が大きく動くようになります。肺活量が増えて、1回の呼吸で多くの空気を取り入れられるようになるのです。

なお、タオルストレッチは、椅子に座ってやってもいいのですが、立ってやったほうが呼吸筋を鍛える効果が高まります。

65歳未満でも肺炎球菌ワクチン接種の検討を

ここまで紹介した3つのトレーニングは誤嚥性肺炎のリスクが高まる高齢者はもちろん、誤嚥を経験し始めた40～50代も実践することをお勧めします。いずれのトレーニングも、特別な道具は不要ですぐに始められ、長く続けやすいものばかりです。

これらのほかに、肺炎のリスクを下げるためにぜひ実践してほしいことが2つあります。それが、「肺炎球菌ワクチンの接種」と「口腔ケア」です。

肺炎の予防法の中でも、高齢者では特に重要なものが肺炎球菌ワクチンの接種だといえます。

新型コロナウイルスを除くと、肺炎で最も多い原因は、肺炎球菌に感染することです。肺炎球菌は口の中にもいるので、誤嚥性肺炎でも肺炎球菌が原因になることが多いのです。肺炎球菌ワクチンを打っておけば、肺炎球菌による感染症（＝肺炎）の発症を予防できるほか、発症してしまった場合でも重症化を防げます。

２０１４年以降、65歳以上の高齢者の肺炎球菌ワクチン接種に対して自治体から助成も出るようになっています（対象は65歳、70歳、75歳、80歳……と5歳刻みの年に生涯で1回だけ助成）。日本呼吸器学会の『成人肺炎診療ガイドライン２０１７』でも、ワクチンの接種を強く推奨しています。

実際、私が診た患者さんの中でも、肺炎球菌ワクチンにより重症化を防げたケースはたくさんあります。

ある男性の患者さんに、75歳の定期接種の際に接種を勧めたものの、「まだ元気なので肺炎にはならないと思う」と接種を拒否されたのですが、その後も接種を勧めたところ、3度目の説得で接種しました。その2カ月後、この方は誤嚥性肺炎を発症したのですが、入院せず外来での抗菌薬の治療で、内服2日目で解熱し、1週間後の再診時にはX線での肺炎の陰影も消失していました。

この患者さんが、糖尿病や気管支喘息という基礎疾患がありながら重症化しなかったのは、肺炎球菌ワクチンを接種したおかげだといえます。

肺炎球菌ワクチンには、13価（13種類の血清型に対応）の結合型ワクチン（プレベナー）と23価（23種類の血清型に対応）の多糖体ワクチン（ニューモバックス）があります。現在、高齢者に対して助成が出ているのは多糖体ワクチンのほうです。

多糖体ワクチンは5年間有効です。5年で完全に効力がなくなるわけではありませんが、5年以上経過すると効力が低下するため、再接種を考える必要が出てきます。

一方、結合型ワクチンは、免疫機能を維持するほかに、T細胞リンパ球とB細胞リンパ球に作用して、免疫記憶を持たせてくれます。肺炎球菌に感染すると、免疫記憶により、また免疫機能が反応するのです。こちらは1回接種すれば一生効果が続きます。

多糖体ワクチン接種の助成の割合は自治体によって違いますが、だいたい半額くらい（約４０００円）補助されます。その結果、今では6割程度の高齢者がワクチンを打つようになっています。

一方、結合型ワクチンはすべて自費になることもあって、あまり普及していないのが実情です。費用は1万円程度かかりますが、先ほども述べたように1回接種すればＯＫのため、コストパフォーマンスは悪くはないといえます。

『成人肺炎診療ガイドライン２０１７』には、「結合型ワクチンと多糖体ワクチンの連続接種は、（助成される）多糖体ワクチンの単独接種より有用である」と明記されています。65歳になったら、ぜひ両方のタイプの肺炎球菌ワクチンを打つことをお勧めします。

なお、結合型（13価）ワクチンは当初、乳幼児に対して定期接種が始まりましたが、その後、成人にも効果があることが分かってきたため、65歳以上の高齢者の接種が認められた、という経緯があります。高齢者を対象としたワクチンとしては歴史が浅く、エビデンスが十分でないことから定期接種に至っていないのですが、今後のエビデンスの蓄積次第で変わる可能性があります。

米国では2014年、結合型（13価）ワクチンの高い免疫力と多糖体（23価）ワクチンの高いカバー率を有効に生かすため、65歳以上のすべての高齢者に対して、両者を組み合わせて接種することを推奨しています。

日本では2020年5月、結合型（13価）のワクチンは、慢性的な心疾患、呼吸器疾患、肝疾患、腎疾患、糖尿病などの基礎疾患があるすべての年齢の人が接種可能になりました。私も咳喘息という基礎疾患があることから、56歳ながら結合型（13価）ワクチン接種を行いました。

また、新型コロナウイルスにかかったときに備える意味でも、肺炎球菌ワクチンを接種することが大切です。

新型コロナでは、中等症の患者が重症化するのを阻止するために、細菌性肺炎や敗血症の併発を抑えることが重要です（『新型コロナウイルス感染症診療の手引き第2・2版』）。人工呼吸器の使用期間が長くなる場合には、2次性の細菌性肺炎の合併率が上昇します。実際の臨床現場でも、抗生剤の点滴が必要となることがまれではありません。

ですから、このワクチンはコロナに万が一かかった場合にもリスクの軽減に有効なのです。

歯磨きは「1日4回」

そしてもう1つの対策は、口腔ケア、すなわち歯磨きです。

「歯磨きと肺炎」というと、あまり関係なさそうに思えるかもしれませんが、前述した『成人肺炎診療ガイドライン2017』でも推奨されている対策で、ワクチンと同じくエビデンスがある肺炎の予防法であり、決して気休めではありません。

口腔ケアはとりわけ、誤嚥性肺炎の予防に役立ちます。そもそも誤嚥性肺炎とは、唾液の中にいる歯周病菌や肺炎球菌が肺で増殖し、炎症を起こすことで発症する病気です。口腔ケアをすれば、物理的に菌の数が減り、肺炎を発症するリスクは低くなります。

日頃の歯磨きを丁寧にやるだけで、口中の細菌を減らすことができます。具体的には、「1日4回の歯磨き」をお勧めします。4回とは、(1)朝起きたとき、(2)朝食後、(3)昼食後、(4)寝る前、の4回です。

もし、忙しくて1日4回はムリという方は、少なくとも就寝前と起床後の2回は必ず歯を磨くようにしてください。口の中の細菌は夜眠っているときに増えます。だから増える前と増えた直後、このタイミングで2回歯を磨くことが効果的なのです。

歯を磨かずに朝食をとると、夜間に口の中で増えた菌も一緒に飲み込んでしまうことになり、このときに誤嚥したら大変です。

なお、最近の研究から、歯周病菌は糖尿病などの生活習慣病と関係していることも分かってきました。血液中に入った歯周病菌は、善玉のＨＤＬコレステロールを減らして動脈硬化を進めてしまいます（PLoS One. 2011; 6(5): e20240.）。

前の章で触れたように、動脈硬化によってラクナ梗塞（小さな脳梗塞）が起こると嚥下や咳反射の機能が衰え、誤嚥を起こしやすくなるので、それを防ぐ意味でも、口腔ケアは重要なのです。

動脈硬化の予防も大切

誤嚥には、本人が誤嚥していることに気付いている「顕性誤嚥」と本人が気づかない「不顕性誤嚥」（隠れ誤嚥）があるとお話ししました。前者は食事などの際に食べ物や飲み物が気管に入るというもの。後者は、睡眠中などに唾液や胃液が気管に流れ込んで誤嚥を起こすものです。

誤嚥性肺炎で重要となるのが、後者の「隠れ誤嚥」です。本人が分からないだけに防ぐのが難しいのですが、この隠れ誤嚥の原因の1つにラクナ梗塞と呼ばれる、小さな脳梗塞があることが分かってきました。

このラクナ梗塞は、日常生活が不自由になるほどの影響はないのですが、嚥下反射（飲食物を食道に飲み込むこと）や咳反射（異物が気道に入ったときに咳をして出すこと）の低下に関係しています。その結果、唾液や胃液が気道に入っても咳が出ず、肺への細菌感染を許してしまうわけです。

脳梗塞とは、ご存じのように、脳の血管が詰まることにより起こります。そして脳梗塞の原因に、動脈硬化があることは広く知られています。つまり、ラクナ梗塞を防ぐためには、動脈硬化を防ぐことが大事なのです。

動脈硬化は、高血圧、高血糖、脂質異常、肥満などにより着実に進行します。いわゆる「メタボ」な人は、動脈硬化が進みやすいので、食生活を改め、定期的な運動を心がけることが大切です。喫煙も動脈硬化を進めるので、禁煙も不可欠です。

このような生活習慣病にならない健康的なライフスタイルが、ラクナ梗塞を防ぎ、ひいては誤嚥性肺炎のリスクも低くしてくれます。また、生活習慣病の予防は、第２章で紹介した新型コロナウイルスの重症化リスクを下げることにもつながります。

将来の肺炎のリスクを下げるためには、このように、40～50代の働き盛り世代からの生活習慣が重要なのです。

葉酸を野菜やレバーでとる

生活習慣病の予防に取り組みつつ、食生活面でぜひ積極的に摂取してほしい栄養素があります。それが、ビタミンB群の一種である「葉酸」です。

葉酸は、その名の通り葉野菜などに多く含まれている栄養素で、細胞の合成や修復に深く関わっており、ＤＮＡ（遺伝子）の合成にも欠かせません。葉酸は胎児の発育に不可欠な栄養素として妊婦さんに推奨されていることでも知られています。

この葉酸が、のどの老化が始まる世代にとても重要なのです。葉酸は脳内神経伝達物質で

図表5-4　葉酸を多く含む食品（可食部100g当たりの葉酸の含有量）

食品		葉酸含有量（μg）
肉	牛レバー	1000
	豚レバー	810
	鶏レバー	1300
野菜	モロヘイヤ	250
	春菊	190
	ブロッコリー	210
	キャベツ	78
	ホウレン草	210
	アスパラガス	190
	枝豆	320
その他	納豆	120
	卵の黄身	140
	ウニ	360

（出所）日本食品標準成分表 2015年版（七訂）

あるドーパミンの合成に重要な役割を果たします。ドーパミンの分泌量が減ると、飲み込み力に関係するサブスタンスPという物質が不足して、飲み込む力が低下してしまうのです。また、高齢者における咳反射の低下も葉酸を摂取することで改善されることも確認されています。

つまり、咳反射や嚥下機能を落とさないためには、毎日の食事で葉酸をとり、葉酸不足にならないようにすることが大切になります。

葉酸は、ブロッコリー、ホウレン草、モロヘイヤ、春菊など、緑の野菜に多く含まれています。加熱すると失われやすいので、生で食べられる食材のほうが効率よく摂取できます。

このほか、レバー、ウニ、ゴマ、卵の黄身などにも多く含まれます。特にレバーは他の食材に比べて、飛び抜けて多く葉酸が含まれています。コロナの影響でなかなか外食する機会に恵まれないかもしれませんが、居酒屋や焼き肉店に行ったときはぜひ注文するといいでしょう。

葉酸のほかにもお勧めの食材がいくつかあります。意外なところとしては、「唐辛子」です。唐辛子に含まれる辛味成分のカプサイシンに嚥下反射や咳反射を改善する効果があり、誤嚥性肺炎を予防する可能性が報告されています（J Am Geriatr Soc. 2005; 53(5): 824-8.）。

誤嚥を防ぐ食事の5つのポイント

次に、本人も気がつく「顕性誤嚥」の防ぎ方を見ていきましょう。

顕性誤嚥が起こるのは、食事中が圧倒的に多いといえます。飲食物を気道に入れてしまう、いわゆる「むせる」という現象です。

40代以降の方なら、多くが「食事中にむせた」経験があるでしょう。特に、時間がないときなどに急いで食べようとしたとき、他のことをしながら食べているとき、あるいは姿勢が悪い状態で食べていたときなどに起こりがちです。

そう、誤嚥のリスクは、食事の食べ方や食事中の姿勢などが関わってくるのです。

具体的に注意すべきポイントは大きく5つあります。

①**食べる姿勢**：後ろに反り返らず、前に丸まらず、背筋を伸ばす
②**食べるスピード**：誤嚥を防ぐには、ゆっくり食べるのが基本
③**「ながら食い」はNG**：テレビやスマホを見ながら食事をとるのは避ける
④**「とろみ」をつける**：ゆっくり流れるように、食べ物に「とろみ」をつける
⑤**食事前に空嚥下**：食べ始める前に、空嚥下を5～6回する習慣をつける

まず、姿勢から。食事中は背筋を伸ばし、やや前かがみの姿勢になるのがベスト。イスの

背もたれに体重を預けると、顔が上を向いて食道が狭くなり、むせやすくなります。一方、背中が丸まって猫背になると胃腸を圧迫するのでよくありません。つまり、「後ろに反り返らず、前に丸まらず、背筋を伸ばすこと」を意識するといいでしょう。

時間がない中、あわてて食事をかき込んでむせた経験がある人は多いはず。誤嚥を防ぐには、ゆっくり食べることが基本。よくかむことで唾液の分泌が増え、胃の負担も少なくなります。

テレビを見ながらの食事は、食べること、飲み込むことに集中できず、誤嚥してむせやすくなります。スマホや新聞を見ながらの食事も同様に避けましょう。なお、家庭内感染を防ぐために、食事のときは横一列に並んで、テレビで新型コロナの情報を得ながら食べるのもいい、と述べましたが、一度でも飲食物をむせた経験のある方は、テレビを見ながらの食事はやめたほうがいいでしょう。

顕性誤嚥のリスクが高くなる65歳以上の高齢者の場合、食事のスタートに食べる（飲む）ものにも気を使ったほうがいいでしょう。日常生活では、食卓に着いたとき、何から食べ始めるでしょうか？ 最初のひと口はのどをうるおすため、水や味噌汁から始めるのがよさそうな気がしますが、意外なことに、誤嚥を防ぐにはよくないのです。

そもそも誤嚥とは、食べ物や飲み物がのどに流れ込むスピードに対応できなくなるために起こります。水分は誤嚥しやすいのですが、「とろみ」があると、口の中で食べ物がまとまり、ゆっくりのどを流れるので誤嚥しにくくなります。

ですから、最初のひと口は、粘り、とろみのある食べ物が望ましいのです。例えば、ヨーグルトや野菜あんかけ、豆腐料理などがお勧めです。

また、食事の前に「空嚥下」（唾液だけを飲み込むこと）をするのも誤嚥予防に有効です。食事の前には空嚥下を5～6回する習慣をつけるといいでしょう。急いでやる必要はありません。ゆっくり時間をかけて行ってから食事をとるようにしましょう。

食べてすぐ右側を下にして寝るとリスクが大

誤嚥を防ぐためには、食後の過ごし方もポイントになります。

みなさんは、親から「食べてすぐ寝ると牛になる」などと言われたことはありますでしょうか。そんなことを言われたことがあるのも、今では古い世代なのかもしれません。

図表5-5 「右を下」にして寝るのはNG

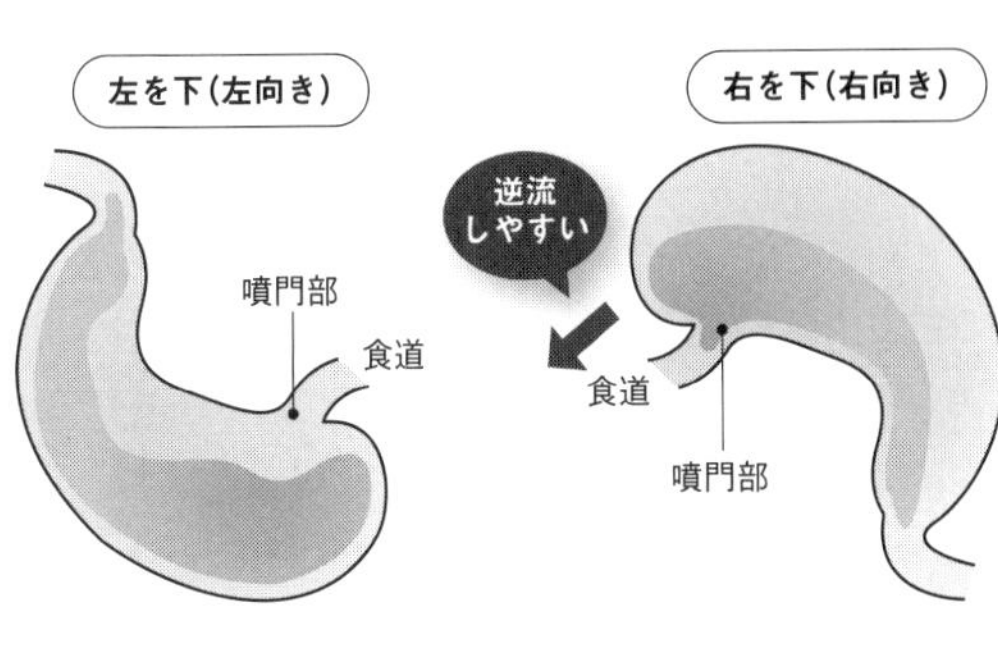

行儀の問題だけではなく、誤嚥性肺炎を防ぐ意味でも、実はすぐに寝転がらないほうがいいのです。

というのも、食べてすぐ横になると、胃液が食道に逆流して気道にも入りやすくなるからです。胃液の逆流は医学的には「胃食道逆流症」といって、いわゆる胸やけを起こします。逆流を防ぐため、食後90分は横にならないように気をつけましょう。頻繁に逆流を起こすと食道に炎症ができることもあります。これを「逆流性食道炎」といいます。

『胃食道逆流症（GERD）診療ガイドライン2015（改訂第2版）』には、タバコ、アルコール、高脂肪食などとともに「右側を下（右向き）にして寝る」（右側臥位）ことが逆流のリスクを高めると書かれています。なぜ右側を下にしてはいけないのでしょうか。

その理由は、胃のカーブにあります。右側を下にして寝ると胃が食道より上になり、重力のせいで逆流を起こしやすくなってしまうのです。胃液の逆流を防ぐためには、食後90分はなるべく横にならないほうがいいのですが、特に右向きで寝る習慣は危険なので注意しましょう。

実際、私が診た患者さんで、繰り返し誤嚥性肺炎を起こした70代の方は、毎回テレビを見ながら食事をして、さらに食後すぐに横になる習慣がありました。この方には、食事中はテレビを見ない、食後90分は横にならない、もし横になるときは左向きにする。そして、1日数回の空嚥下を実行してもらったところ、予防効果が劇的に見られました。

風邪・インフルエンザもしっかり予防

ここからは、新型コロナウイルスによる肺炎や、ほかの誤嚥性肺炎などの肺炎に共通する予防法についてまとめます。

乾燥した季節になると、風邪やインフルエンザが増えますが、肺炎の予防には風邪やインフルエンザ対策も重要になってきます。

「風邪をこじらせると肺炎になる」などと言われることもあるかもしれませんが、これは必ずしも正確ではありません。第1章で解説したように、風邪のウイルスはのどから上の上気道にとどまり、なかなか気管や肺など下気道までは入ってこられないからです。

しかし、風邪やインフルエンザのウイルスによってのどの粘膜にある線毛がダメージを受けると、防御システムの機能が落ち、その結果、肺炎球菌などの細菌も侵入しやすくなり、肺炎にかかるリスクも高くなってしまうのです。

高齢者が風邪をきっかけに肺炎を起こすことが少なくないのは、このような仕組みがあるからなのです。たかが風邪と侮らず、きちんと予防しましょう。

また、高齢者がインフルエンザにかかると、肺炎を合併しやすく、80歳以上の方がインフルエンザになると、13％が肺炎を起こすという報告もあります。

インフルエンザ対策といえば、まず思い浮かぶのはワクチンでしょう。ワクチンの接種によって完全に感染が防げるわけではありませんが、感染した場合も重症化を防ぐことができます。

一般に、インフルエンザの流行は4月までですが、ワクチンの効果は約5カ月続きます。

できれば11～12月のうちにインフルエンザワクチンを打っておきましょう。特に、新型コロナウイルスとインフルエンザの同時流行が予想される2020年の秋以降は、ワクチンでの予防を確実にしておきたいものです。

高齢者は「いきなり肺炎を発症」

さて、「風邪をこじらせると肺炎になる」という話について、もう少し掘り下げてみましょう。

風邪は主にウイルスによって発症する感染症です。風邪の原因になるウイルスは200種類以上あり、主なものにライノウイルス、コロナウイルス、エンテロウイルスなどがあります。

肺炎を引き起こす肺炎球菌などの細菌は自分だけで増殖できますが、ウイルスははるかにサイズが小さく、自力で増殖もできないために、ほかの生物の細胞に入り込もうとします。ウイルスが原因の風邪による発熱や咳は2週間以上続かず、自然に治る場合がほとんどです。

ですから、肺炎は主に、強い病原性を持つ細菌が肺に入って感染することによって起きるものでした。風邪のウイルスの感染によってそのまま肺炎になることはなく、風邪によって線毛がダメージを受け、のどの防御力が低下したため、あとから侵入してきた細菌による2次感染で肺炎を発症するケースが多かったのです。

ところが、新型コロナウイルスがその〝常識〟を変えてしまいました。コロナウイルスといえば、風邪の原因ウイルスの一種でもありますが、その仲間である新種のウイルス（新型コロナウイルス）は、肺に感染し、重い肺炎を引き起こすのです。

ただ、高齢者の場合、風邪をひかずにいきなり肺炎になってしまうケースが、以前から多かったのも事実です。

病原体がのど（上気道）でとどまれば、肺炎にはなりません。しかし、のどで食い止められず、その先の下気道まで侵入を許してしまうわけです。

のどが腫れるのは、のどが病原体をそこでストップさせている証しです。つまり免疫力があるということ。しかし、高齢者は免疫力が弱くなり、肺への侵入を許し、いきなり肺炎を起こしてしまうことが以前からよくあったのです。

「うがい」に効果はあるか

風邪やインフルエンザの予防というと、「手洗い」「マスク」が挙げられます。これらはそのまま、新型コロナウイルスの感染予防と同じです。

ですから、第2章で紹介している手洗いやマスクなどによる予防法を、そのまま冬の乾燥した時期も続け、風邪やインフルエンザの対策としても役立てることが大切です。

また、以前、厚生労働省はインフルエンザ予防には「手洗いとうがい」と指導してきました。しかし現在は「うがい」が消えて、「手洗い」だけになっています。

というのも、インフルエンザウイルスは感染後、比較的早期に粘膜に侵入してしまうため、うがいでは洗い流せないことが分かりました。しかし、風邪予防にうがいは有効です。のどのうるおいを保って免疫力を高める効果もあります。冬は空気が乾燥しているので、のどのうるおいを保つために水やお茶をこまめに補給するといいでしょう。

なお、2020年8月、大阪府知事は、新型コロナウイルス陽性の軽症患者41人に対し、「ポビドンヨード」の成分を含むうがい薬で1日4回のうがいを実施したところ、唾液中のウイルスの陽性頻度が低下したと発表しました。しかしこの結果からは、新型コロナの感染予防や重症化防止に役立つとはいえないと思います。新型コロナウイルスに対してうがいの効果は未知数です。

ちなみに、京都大学で387人を対象に2カ月間うがいに関する比較調査を行った研究では、風邪予防にはヨードうがい液よりも水うがいが有効という結果が出ています（Am J Prev Med. 2005; 29: 302-7.）。日頃からヨードうがい液を使用すると、正常な口腔内細菌まで消毒され、風邪予防にとってマイナスになった可能性があります。

誤嚥性肺炎予防に効果があると紹介した口腔ケアは、インフルエンザの予防にも役立ちます。口腔ケアによって、インフルエンザの発症リスクが10分の1に抑えられたという報告もあります（Int J Dent Hyg. 2007; 5(2): 69-74.）。

最後に栄養について。風邪には「ビタミンC」がいいと聞いたことがあるかもしれませんが、エビデンス（科学的根拠）から見ると、風邪にはビタミンCよりもビタミンDのほうがいいといえます。

ビタミンCが風邪に効くかという研究は長年行われてきましたが、結果が一致しておらず、結論は出ていません。一方、ビタミンDは風邪、インフルエンザ、肺炎など呼吸器感染症の予防に役立つというエビデンスがあります（BMJ. 2017; 356: i6583.）。

日光に当たると体内でビタミンDが作られます。1日に必要なビタミンDを合成するためには、冬の関東であれば1日22分程度、手の甲や顔に日光を浴びる必要があります。新型コロナウイルスが怖いからといって家に閉じこもるのではなく、散歩などで適度に日光に当たりましょう。

ここまで、この章では、新型コロナウイルスによる肺炎に限らず、日本人を脅かしている肺炎の予防法について解説してきました。

のどの筋肉や呼吸筋を鍛え、粘膜のうるおいを保ち、食事では誤嚥しないように注意する。風邪やインフルエンザに感染しないようにし、動脈硬化が進行しないヘルシーな生活を心がける。65歳未満でも肺炎球菌ワクチンの接種を検討し、歯磨きは欠かさないようにする——。

こうした「やるべき対策」は決して難しいものではありません。重要なのは、早めに対策に着手すること、そして続けること。

「肺炎を予防できれば健康寿命を10年延ばすことは可能」という言葉を信じて、長く続けていただけるとうれしいです。

第 6 章

実録・新型コロナにかかった医師

なぜ彼は感染したのか？

本書の最後となるこの章では、新型コロナウイルスに感染した、私の後輩の呼吸器内科医から聞いた話をまとめようと思います。彼は、新型コロナウイルスの肺炎患者さんの治療に当たりながら自らも感染し、集中治療室で14日以上も治療を受けたのち、辛くも生還しただけでなく、現場に復帰して今なおコロナと闘っています。

医療従事者ではない方には、新型コロナウイルスによる肺炎の治療を行っている医師の話というのは、あまり聞いたことがないものでしょう。人工肺（ＥＣＭＯ）が必要なほど重症化した人の体験談ならなおさらです。また、新型コロナウイルス感染症が日本で流行し始めた時期の医療現場の証言としても貴重です。

彼は、私の東京医科歯科大学時代の後輩です。とても明朗快活な性格で、周囲から頼られる存在でした。ここでは仮に、Ａ医師と呼びましょう。

大学病院を離れ、ある大きな総合病院に呼吸器内科医として勤務し、肺炎をはじめさまざまな呼吸器の病気に精通し、院内感染対策についてのノウハウも持ち、本来、慎重なタイプである彼がなぜ、感染してしまったのか――。

その話を聞くと、新型コロナウイルスが日本に上陸したときの医療現場の危機的な状況がよく分かります。

患者さんの生命や健康を守る存在であるはずの医師や看護師など、病院で働いている人たちが、自分もコロナにかかったり、院内感染を起こしてしまったりしたことに対して、「けしからん」と思われる方もいらっしゃるかもしれません。

もちろん、本来ならあってはならないことです。

しかし、新型コロナウイルスは未知の病原体であり、情報もほとんどない中で、マスクや防護服、そして人的リソースが不足しながらも、精一杯コロナと闘ってきた医療従事者のことは、とても責められません。

私たちも人間であり、完璧ではありません。

救えなかった命があることは痛恨の極みです。亡くなられた方々のご冥福をお祈りいたします。

そして、そのとき現場で何が起きていたのかを事実として受け止め、今後に生かし、前を向いて進んでいくことは、とても大切なことだと思っています。

なお、私の後輩のエピソードは、２０２０年7月5日放送の「池上彰の人類ｖｓコロナ危機」（テレビ東京系）の中で再現ドラマとして紹介されました。ご覧になった方もいらっしゃるでしょう。

２０２０年1月、日本ではまだ対岸の火事だった

日本で新型コロナウイルスの感染者が初めて確認されたのは、２０２０年1月のことです。

1月16日、中国・武漢からの帰国者の感染が判明。そして1月28日には、渡航歴のない感染者が確認されました。

ただ、医療の現場では、もう少し早くから、日本にも感染者がいるのではないかと疑っていました。私も1月上旬に、ウイルス性が疑われる肺炎を発症した、中国の武漢以外の地域からの渡航歴を持つ人と接触していた方を診察しています。

1月の頃は、とにかく情報がありませんでした。現場にも、「インフルエンザに準じた対

応をとるように」といった指導がきていました。

それでも、PCR検査によって日本で感染者が確認できたのは、中国が新型コロナウイルスの遺伝子の塩基配列を公開していたからです。このほか、新型コロナウイルスに関しては、さまざまな情報が世界中で素早く共有されています。専門家による査読を受ける前の論文が多数公開され、活発な議論が行われています。そうした論文の中には、質が低いものや、あとで誤りだったと撤回されるものもあります。ですが、世界中の医療従事者が手探りで治療に当たることができたのは、こうした迅速な情報発信のおかげでもあるのです。

1月末、中国の感染者は1万人弱、死亡者は200人を超えていました。日本政府は、武漢のある湖北省に過去2週間以内に滞在歴のある外国人の入国を拒否することを決定します。しかし、対象が湖北省だけで、中国全土ではなかったことから、日本でも感染が広がっていくのではないか、という不安が我々医療従事者の間ではありました。

そして2月に入り、横浜港に入港した大型客船ダイヤモンドプリンセス号の乗客乗員に多くの感染者が出たことが、世界中に衝撃を与えます。横浜の病院などで患者の受け入れが始まり、現場では緊張感が高まっていきました。

3月に入ると、各国で非常事態宣言やロックダウン（都市封鎖）が実施され、3月11日にはWHOがパンデミック（世界的大流行）宣言を出します。私の後輩が勤務する病院でも、新型コロナウイルスの対策をとりながら、一般の患者さんの診療を続けていました。

そして彼は、ある患者さんの診療中に、感染してしまうのです。

致命的な結果を招いた「物資の不足」

その頃、病院では新型コロナウイルスの感染が疑われる患者さんに対しては防護服やマスクを装着して対応することになっていました。

しかし、防護服やマスクなどの物資が急に全国の病院で必要になったため、あっという間に品薄になってしまいました。

そのような状況だと、現場では、「この患者さんに対しては防護服とN95マスクで、この患者さんにはサージカルマスクだけで」と使い分けなければなりません。個人用防護具（防護服、マスク、グローブ、ゴーグル、フェイスシールド、ガウンなど）をきちんと装着すれば、感染者の治療に当たっても新型コロナウイルスの感染を防げることは、中国の研究でも明らかになっていますが（BMJ. 2020; 369: m2195.）、常に完全防護というわけにはいかなかったのです。

彼が夜中に緊急でその患者さんの処置を行ったときは、サージカルマスクと簡易的なゴーグルをつけていただけだったそうです。

別の病気で入院して1カ月になるその患者さんは、容態が比較的安定していたのに、その夜、急に状態が悪化。彼は気管内挿管（口から喉頭を経て気管内チューブを挿入し、気道を確保すること）などの処置を行いました。

彼が感染したのは、おそらくそのときだろうとのことです。その患者さんは、あとで新型コロナウイルスの感染が判明しました。

そして、その処置から5日後、彼は40℃近い高熱を出します。

高熱が4日以上続かないと検査が受けられない

A医師は、自宅で高熱を出し、悪寒で震えていました。

しかし、当時は「37・5℃の発熱が4日以上」続かないとPCR検査を受けることができ

図表6-1　発熱してもすぐにはPCR検査を受けられず

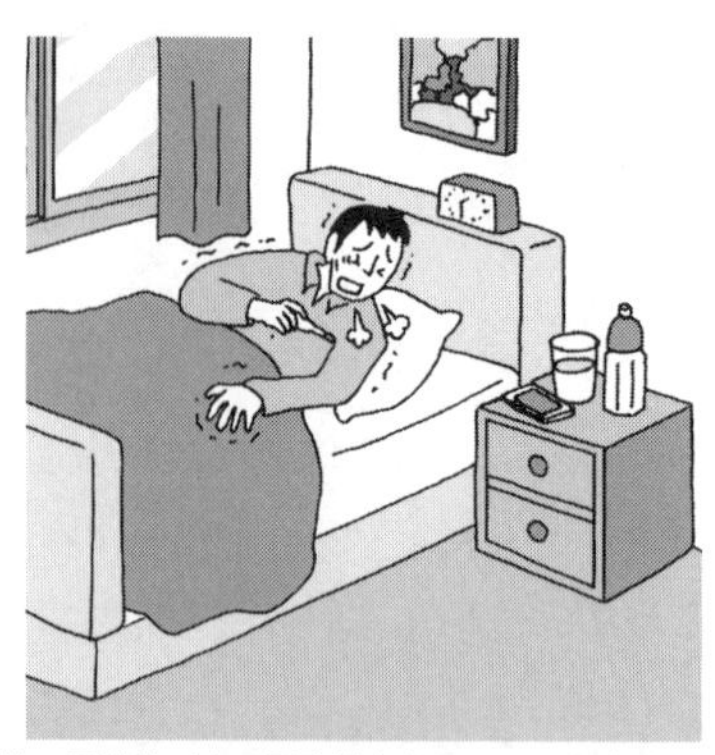

感染の可能性が高い医療従事者であっても当時は発熱が4日以上続かなければPCR検査を受けられなかった。自宅で自主的な隔離生活が続いた。

ませんでした。総合病院で呼吸器内科医として働いて、患者さんから感染している可能性が高いとしても、そのルールは変えられなかったのです。

自宅には、ほかに家族もいます。A医師は書斎に閉じこもり、子どもたちもなるべく部屋から出さないようにしました。彼の妻は元看護師で、経験を生かし自宅を消毒して2次感染を防いだそうです。

発熱3日目になると、悪寒のほか、ひきつけるようなひどい咳が出るようになりました。息が苦しくなり、肺に症状が出ていることは明らかでした。

そして発熱4日目、ようやくPCR検査が

受けられました。

通常、ＰＣＲ検査の結果が出るまでには時間がかかりますが、それを待つまでもなく、ＣＴ画像で肺に新型コロナウイルス肺炎を疑う影が認められ、炎症の所見も強く、すぐに入院となったのです。

入院後、急速に症状が悪化

Ａ医師は、感染症専門の病棟に隔離入院し、外部との接触は禁止されました。病室で対応する医師や看護師も、防護服などで身を固めています。

入院後にＰＣＲ検査の結果が分かり、陽性が確認されましたが、その当時は、症状の出ていない家族（濃厚接触者）はＰＣＲ検査を受けることができませんでした。家族には保健所から毎日連絡がきて、体温などに異変がないかを報告することになっていました。

そして入院２日目、早くも容態が悪化します。

咳がさらにひどくなり、体内の酸素飽和濃度も低下していきます。こうなると、息が苦しくなり、呼吸の回数ばかりが増え、まるで溺れているように感じるそうです。

家族に連絡しようと電話をかけるものの、咳がひどくてうまくしゃべれないという状態でした。

入院してから行われた治療は、解熱や痰の吸引など、対症療法が中心でした。しかし、肺の画像や血液検査の数値は、悪化する一方です。そこで、集中治療室（ＩＣＵ）に入ることになりました。

彼も呼吸器内科医なので、検査結果を見れば自分がいかにひどい状態なのかが分かります。このとき妻に、携帯で「子どもを頼む」というメッセージを送ったそうです。

二度と目を覚まさないことになっても…

集中治療室に移動して2日目、彼は自分から「人工呼吸器（レスピレーター）をつけてほしい」とお願いをしました。

呼吸が苦しく、「もう限界だ」と感じたそうです。

気管内挿管して人工呼吸器を取り付け、睡眠導入剤を使用すれば、眠った状態になるので、呼吸困難で苦しむことはありません。しかし、そのまま二度と、家族と会話することもなく亡くなってしまう可能性もあります。

状況の深刻さが分かる元看護師の妻の心中はいかばかりだったでしょうか。

A医師には基礎疾患もなく、まだ50代前半。なんとか助かってくれ、と祈るような気持ちだったはずです。

人工呼吸器は、それ自体が肺炎を治してくれるわけではありません。呼吸を楽にして、いわば時間稼ぎをしてくれるものです。その間に、肺で炎症を起こしているウイルスを体の免疫が退治するのを待つというわけです。

そして、人工呼吸器をつけて2日、彼は驚くような回復を見せます。CT画像では昨日まで肺にびっしりあった真っ白な影が、かなり薄くなっていました。このまま人工呼吸器を外せるようになるのではないか、と期待もできました。

しかし、事態は急変します。

ECMOの利用を決断

CT画像に回復が見られてからさらに2日後、再び症状が悪化していました。

図表6-2　集中治療室でECMOの利用が始まる

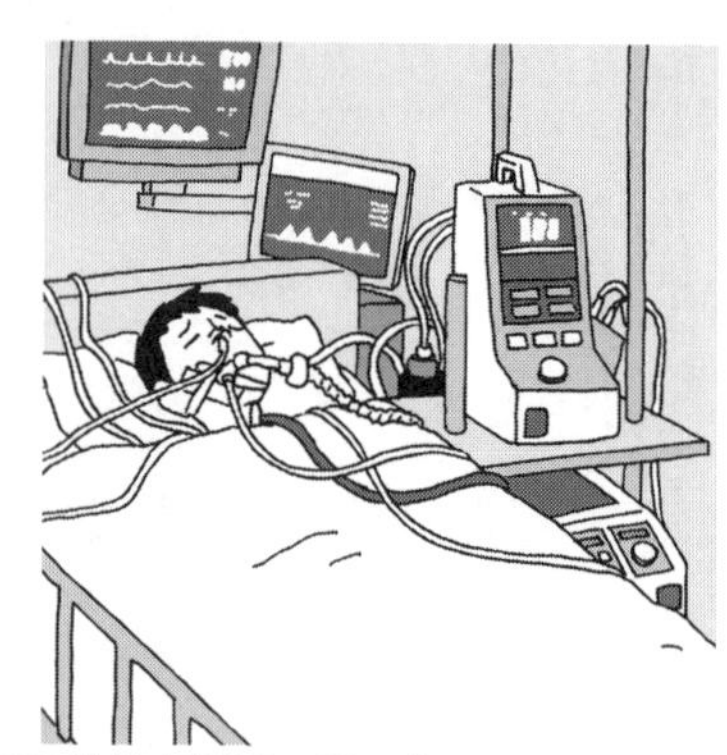

ECMO(体外式膜型人工肺)を使うことで、肺の役割を完全に機械に任せられるので、肺を休めることができる。しかし、出血や血栓症などを合併するリスクがある。

ＣＴ画像でも、再び肺が真っ白になっていました。

なぜかは分かりません。突然容態が変わるのが、新型コロナウイルスの肺炎の特徴です。

担当の医師は、さらに進んで、ＥＣＭＯ（体外式膜型人工肺）を使うことを提案します。これは、脚にある血管から血液を取り出し、人工肺の機械で血液中の二酸化炭素と酸素を交換し、首の血管に血液を送るものです。つまり、肺の役割を完全に体外にある機械が担うというわけです。

ＥＣＭＯを使うと、出血や血栓症などを合併するリスクが高まります。そのため、家族への事前の説明（インフォームド・コンセント）は欠かせません。ＥＣＭＯは開始するタイミングが遅れると有効性が落ちる可能性があり、決断を迫られた家族は大変だったと思います。

血栓ができ、それが脳の血管に詰まったら脳梗塞、肺の血管に詰まったら肺塞栓になってしまいます。ですから、この時点で彼が助かる可能性は五分五分ではないか、と考えられました。

実際、この後、2度にわたって肺塞栓が起きます。

ただ、日本でＥＣＭＯの治療成績が上がっているのが幸いしました。ＥＣＭＯは、２００９年の新型インフルエンザのときに注目され、ＥＣＭＯを利用した欧米での重症肺炎患者の生存退院率は50～75％でしたが、当時の日本での治療成績は、それよりもずっと低いものでした。

ところが、その後、日本での経験値が高まったおかげで、新型コロナウイルスの肺炎患者の治療では、１０５ページで述べたように、日本でもＥＣＭＯが高い治療成績を上げているのです。

目が覚めるも…今度は気管切開

ＥＣＭＯの利用を開始して2日後、彼の意識が戻ります。

人工呼吸器が外れ、睡眠導入剤の必要がなくなったので、意識を取り戻したのです。その代わりに、痰や鼻水などを頻回に吸引することになりました。

相変わらずＥＣＭＯは装着したままですが、日に日によくなっていくのが本人にも分かったそうです。

このまま順調に回復を……と期待していたところで、また1つ問題が起きました。痰が固く、なかなか吸引できず、呼吸が苦しくなってしまうのです。

そこで、気管切開をすることになりました。気管切開とは、のどの下のあたりで皮膚と気管に小さな穴を開け、そこからチューブを入れて気道を確保する方法です。痰が固くても取りやすいので、詰まりにくく、呼吸が楽になります。

彼は、人工呼吸器、ＥＣＭＯ、気管切開のすべてを体験したわけです。

そして、入院から2週間。ついに体に装着されていたすべての管が外され、集中治療室から出て病室へと移動することができました。

電話で家族と話すこともできるようになりました。

2週間も寝たきりだったので体力は著しく落ちていましたが、彼は現場へ復帰して患者さんの治療に当たりたいと願っていました。

それこそが彼の生きがいだからです。

回復後も肺に線維化が残る

実際のＣＴ画像を見てみましょう（次ページ）。

初めは、両側の肺に薄い影が認められる状態であることが分かります。

それが、一時期は肺のほとんどが真っ白になってしまうようなところまで追い込まれました。

その後、回復したものの、一度大きなダメージを受けた肺は、元通りに治るというわけにはいきませんでした。組織の一部は線維化し、息切れが残ってしまっています。ＣＴ画像でも、すじのような白い影が映っているのが分かりますでしょうか。

図表6-3　肺炎の発症から回復までのCT画像

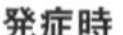

すりガラス状の
薄い影

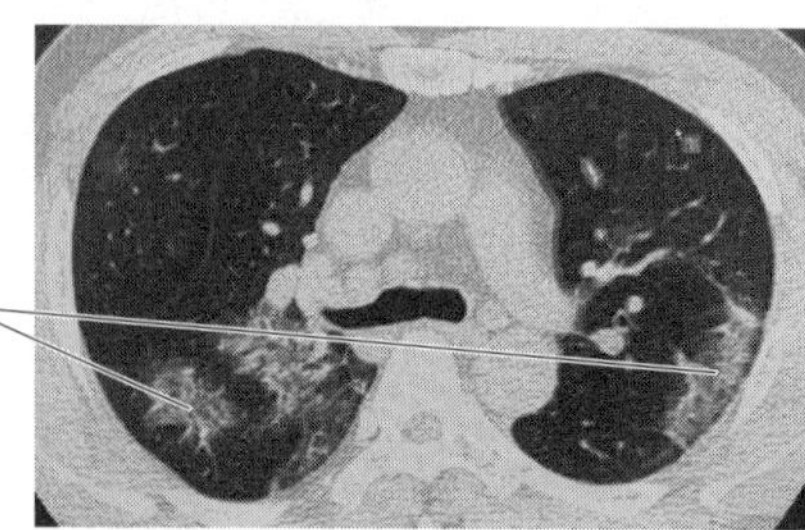

ICU

全肺野にわたる浸潤影
呼吸が可能な肺の
部分がほとんどない

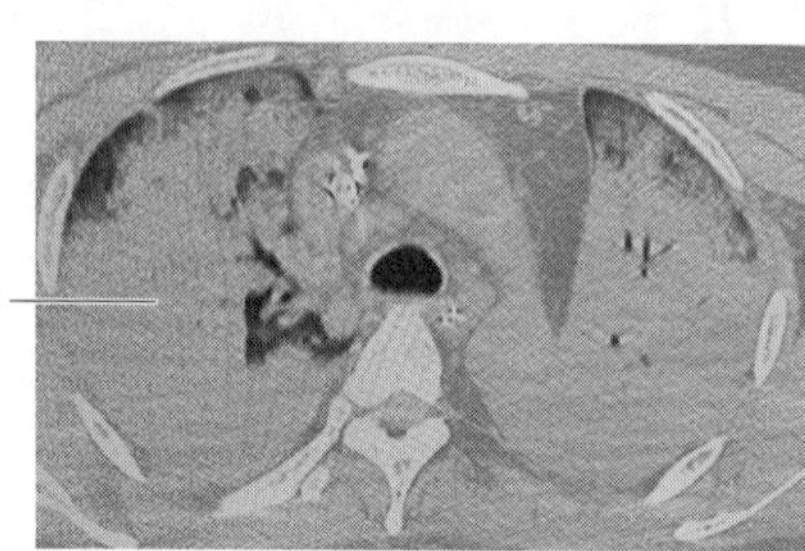

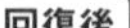

すじ状の影。
線維化が残る

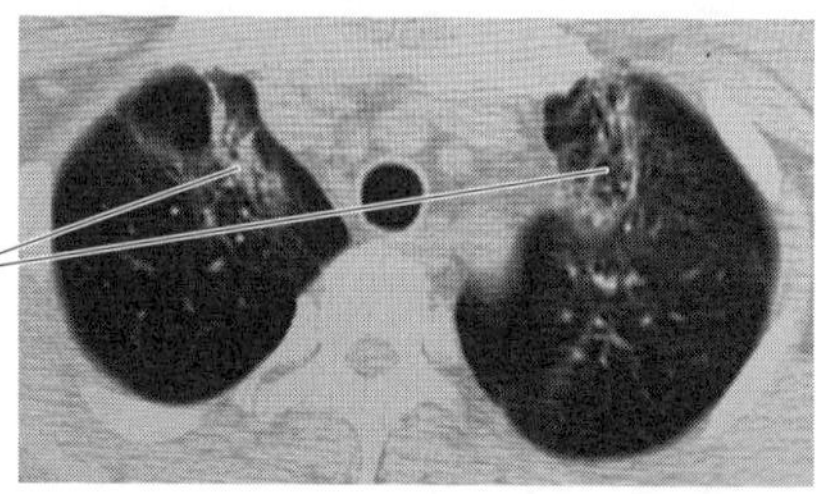

これが問題になっている、新型コロナウイルス感染症の後遺症です。

息切れがあるということは、呼吸機能が低下しているということで、運動もなかなかできません。

自分の子どもの歩くスピードにもついていけないのです。

新型コロナウイルスの感染者の死亡率を見ると、日本では50代ではかなり低いことが分かります。しかし、実際にはこれだけ治療で辛い思いを経験したあとで、ひどい後遺症も残ってしまうケースがあるのです。もちろん、命が助かったのはありがたいのですが……。

「若ければコロナにかかっても平気だ」と考える10~20代の若者も世界的には一定数います。

そうした人たちが感染を広げている、とWHOも危機感をあらわにしています。

「自分たちは平気だろう」と思っている方は、ぜひ、その結果感染し、命を落とさずに済んだとしても、これだけ苦しむ人がいるということを知ってもらえたら、と思います。

私の後輩は、今でも呼吸器内科医として、病院で新型コロナをはじめとするさまざまな病気と闘っています。

彼のような仲間を私は誇りに思いますし、このような怖い経験をしても現場に復帰して診療にのぞむA医師を心から尊敬します。

おわりに

今、みなさんが抱えている不安の正体は、詰まるところ「コロナが怖い」ということではないかと私は考えています。

ウイルスや、感染症や、私たちの体の仕組み、そして治療薬・ワクチンなどについて、どんなに理路整然と説明されても、「怖い」という感情を消し去ることはできません。

私自身は、毎日のようにコロナ疑いの患者さんを診察し、最新の論文をチェックし、テレビなどの取材にお答えしていますが、内心では「コロナが怖い」と思っています。

しかし、だからこそ、コロナと闘わなければならないのです。

患者さんの「怖い」という気持ちが分かるからこそ、それを少しでも解消するために、クリニックで診療に当たります。

「怖い」からこそ、院内感染を起こさないよう、万全の態勢で診察にのぞみ、また、喘息や

ＣＯＰＤ（慢性閉塞性肺疾患）などの呼吸器の持病を抱える方の不安とも向き合います。

猛威を振るう新型コロナウイルス感染症が、どのように収束していくのか、誰にも分かりません。このまま、以前のような社会の形には戻らないのではないかとも考えられています。

ただ1ついえることは、私たち医師は、不安を抱えるみなさんのお役に立つことができるということです。

新型コロナウイルスや肺炎の脅威に、私は呼吸器内科医として、これからも立ち向かっていくつもりです。

立ち向かうためには、ウイルスと肺炎を「正しく恐れる」必要があります。

そして、これは医療従事者ではないみなさんも同じです。感染を予防し、自分や身近な方の健康と命を守るためにも、「正しく恐れる」ことが大切です。本書を通じて、そのための方法をお伝えさせていただきました。

本書は、日経グッデイ（https://gooday.nikkei.co.jp/）で２０２０年3月に掲載した「肺炎を正しく知り、正しく恐れる」という特集をベースに、大幅に加筆、修正したものです。

なるべく最新の情報を盛り込めるよう、ギリギリまで粘りましたが、執筆中も常に状況が変わり、感染者数や重症者数の推移などから目が離せませんでした。

予断を許さない状態は今後も続くと思われますので、先ほどの日経グッデイや、テレビなどのメディアを通じて情報発信を続けさせていただきます。

本書の執筆に当たり、日経ＢＰ健康編集部 副編集長の竹内靖朗さま、東京医科歯科大学前学長の吉澤靖之先生、東京医科歯科大学呼吸器内科医局の先生方から多くの助言をいただきました。そして、本書に多くの症例を記載できたのは、毎日の診療を支えてくれる池袋大谷クリニックのスタッフおよび家族のおかげでもあります。この場を借りて、心よりに感謝を申し上げます。

コロナとの闘いは、まだまだ続きます。ぜひ、一緒に頑張りましょう。

著者

参考文献

第1章

Hui Li, Liang Liu, Dingyu Zhang, Jiuyang Xu, Huaping Dai, Nan Tang, Xiao Su, Bin Cao. SARS-CoV-2 and viral sepsis: observations and hypotheses. Lancet. 2020; 395: 565-74.

厚生労働省『新型コロナウイルス感染症診療の手引き第２・２版』

Luca Ferretti, Chris Wymant, Michelle Kendall, Lele Zhao, Anel Nurtay, Lucie Abeler-Dörner, Michael Parker, David Bonsall, Christophe Fraser. Quantifying SARS-CoV-2 transmission suggests epidemic control with digital contact tracing. Science. 2020; 368: 6491, eabb6936.

Wei-Jie Guan, Zheng-Yi Ni, Yu Hu, Wen-Hua Liang, Chun-Quan Ou, Jian-Xing He, Lei Liu, Hong Shan, Chun-Liang Lei, David S C Hui, Bin Du, Lan-Juan Li, et al. Clinical Characteristics of Coronavirus Disease 2019 in China. N Engl J Med. 2020; 382: 1708-1720.

Chaolin Huang, Yeming Wang, Xingwang Li, Lili Ren, Jianping Zhao, Yi Hu, et al. Clinical features of patients infected with 2019 novel coronavirus in Wuhan, China. Lancet. 2020; 395: 497-506.

Clara So, Shosei Ro, Manabu Murakami, Ryosuke Imai, Torahiko Jinta. High-dose, short-term corticosteroids for ARDS caused by COVID-19: a case series. Respirol Case Rep. 2020; 8(6): e00596.

第2章

Luca Ferretti, Chris Wymant, Michelle Kendall, Lele Zhao, Anel Nurtay, Lucie Abeler-Dörner, Michael Parker, David Bonsall, Christophe Fraser. Quantifying SARS-CoV-2 transmission suggests epidemic control with digital contact tracing. Science. 2020; 368: 6491, eabb6936.

Xi He, Eric H Y Lau, Peng Wu, Xilong Deng, Jian Wang, Xinxin Hao, Yiu Chung Lau, Jessica Y Wong, Yujuan Guan, Xinghua Tan, Xiaoneng Mo, Yanqing Chen, Baolin Liao, Weilie Chen, Fengyu Hu, Qing Zhang, Mingqiu Zhong, Yanrong Wu, Lingzhai Zhao, Fuchun Zhang, Benjamin J Cowling, Fang Li, Gabriel M Leung. Temporal dynamics in viral shedding and transmissibility of COVID-19. Nat Med. 2020; 26: 672-675.

C Y H Chao, M P Wan, L Morawska, G R Johnson, Z D Ristovski, M Hargreaves, K Mengersen, S Corbett, Y Li, X Xie, D Katoshevski. Characterization of expiration air jets and droplet size distributions immediately at the mouth opening. J Aerosol Science. 2009; 40: 122-133.

Yu Wang, Huaiyu Tian, Li Zhang, Man Zhang, Dandan Guo, Wenting Wu, Xingxing Zhang, Ge Lin

Kan, Lei Jia, Da Huo, Baiwei Liu, Xiaoli Wang, Ying Sun, Quanyi Wang, Peng Yang, C Raina MacIntyre. Reduction of secondary transmission of SARS-CoV-2 in households by face mask use, disinfection and social distancing: a cohort study in Beijing, China. BMJ Glob Health. 2020 May; 5(5): e002794.

M Joshua Hendrix, Charles Walde, Kendra Findley, Robin Trotman. Absence of Apparent Transmission of SARS-CoV-2 from Two Stylists After Exposure at a Hair Salon with a Universal Face Covering Policy - Springfield, Missouri, May 2020. MMWR Morb Mortal Wkly Rep. 2020 Jul 17; 69(28): 930-932.

Neeltje van Doremalen, Trenton Bushmaker, Dylan H Morris, Myndi G Holbrook, Amandine Gamble, Brandi N Williamson, Azaibi Tamin, Jennifer L Harcourt, Natalie J Thornburg, Susan I Gerber, James O Lloyd-Smith, Emmie de Wit, Vincent J Munster. Aerosol and Surface Stability of SARS-CoV-2 as Compared with SARS-CoV-1. N Engl J Med. 2020; 382: 1564-1567.

厚生労働省『新型コロナウイルス感染症診療の手引き第２・２版』

Alex W H Chin, Julie T S Chu, Mahen R A Perera, Kenrie P Y Hui, Hui-Ling Yen, Michael C W Chan, Malik Peiris, Leo L M Poon. Stability of SARS-CoV-2 in different environmental conditions. Lancet Microbe. published online April 2,2020.

Derek K Chu, Elie A Akl, Stephanie Duda, Karla Solo, Sally Yaacoub, Holger J Schünemann. Physical distancing, face masks, and eye protection to prevent person-to-person transmission of SARS-CoV-2 and COVID-19: a systematic review and meta-analysis. Lancet. 2020 Jun 27; 395(10242): 1973-1987.

Qiang Ding Panpan Lu Yuhui Fan Yujia Xia Mei Liu. The clinical characteristics of pneumonia patients coinfected with 2019 novel coronavirus and influenza virus in Wuhan, China. J Med Virol. 2020 Mar 30: 10.1002/jmv.25781.

Roman Wölfel, Victor M Corman, Wolfgang Guggemos, Michael Seilmaier, Sabine Zange, Marcel A Müller, Daniela Niemeyer, Terry C Jones, Patrick Vollmar, Camilla Rothe, Michael Hölscher, Tobias Bleicker, Sebastian Brünink, Julia Schneider, Rosina Ehmann, Katrin Zwirglmaier, Christian Drosten, Clemens Wendtner. Virological assessment of hospitalized patients with COVID-2019. Nature. 2020; 581: 465-469.

Hao-Yuan Cheng, Shu-Wan Jian, Ding-Ping Liu, Ta-Chou Ng, Wan-Ting Huang, Hsien-Ho Lin. Contact Tracing Assessment of COVID-19 Transmission Dynamics in Taiwan and Risk at Different Exposure Periods Before and After Symptom Onset. JAMA Intern Med.Published online May 1,2020.

第3章

Supinda Bunyavanich, Anh Do, Alfin Vicencio. Nasal Gene Expression of Angiotensin-Converting Enzyme 2 in Children and Adults. JAMA. 2020; 323(29): 2427-2429.

Taylor Heald-Sargent, William J. Muller, Xiaotian Zheng, Jason Rippe, Ami B. Patel, Larry K. Kociolek. Age-Related Differences in Nasopharyngeal Severe Acute Respiratory Syndrome Coronavirus 2 (SARS-CoV-2) Levels in Patients With Mild to Moderate Coronavirus Disease 2019 (COVID-19). JAMA Pediatr. Published online July 30, 2020.

廣川勝昱，宇津山正典：免疫機能の評価判定とその回復について．Biotherapy. 2009; 23(1): 1-12.

厚生労働省『新型コロナウイルス感染症診療の手引き第２・２版』

David Ellinghaus, Frauke Degenhardt, Luis Bujanda, Maria Buti, Agustín Albillos, Pietro Invernizzi, Javier Fernández, Daniele Prati, Guido Baselli, Rosanna Asselta, Marit M. Grimsrud, Chiara Milani. Genomewide Association Study of Severe Covid-19 with Respiratory Failure. N Engl J Med. June 17, 2020.

Louise Bowles, Sean Platton, Nada Yartey, Minal Dave, Kurtis Lee, Daniel P Hart, Vickie MacDonald, Laura Green, Suthesh Sivapalaratnam, K John Pasi, Peter MacCallum. Lupus Anticoagulant and Abnormal Coagulation Tests in Patients with Covid-19. N Engl J Med. 2020;

383: 288-290.

Maximilian Ackermann, Stijn E. Verleden, Mark Kuehnel, Axel Haverich, Tobias Welte, Florian Laenger, Arno Vanstapel, Christopher Werlein, Helge Stark, Alexandar Tzankov, William W. Li, Vincent W. Li, et al. Pulmonary Vascular Endothelialitis, Thrombosis, and Angiogenesis in Covid-19. N Engl J Med. 2020; 383(2); 120-128.

Paolo Boscolo-Rizzo, Daniele Borsetto, Cristoforo Fabbris, et al. Evolution of Altered Sense of Smell or Taste in Patients With Mildly Symptomatic COVID-19. JAMA Otolaryngol Head Neck Surg. Published online July 2, 2020

Valentina O. Puntmann, M. Ludovica Carerj, Imke Wieters, et al. Outcomes of Cardiovascular Magnetic Resonance Imaging in Patients Recently Recovered From Coronavirus Disease 2019 (COVID-19). JAMA Cardiol. Published online July 27, 2020.

Aric A Prather, Denise Janicki-Deverts, Martica H Hall, Sheldon Cohen. Behaviorally Assessed Sleep and Susceptibility to the Common Cold. Sleep. 2015 Sep 1; 38(9): 1353-9.

Yae Yokoyama, Kazunari Onishi, Takenobu Hosoda, Hiroki Amano, Shinji Otani, Youichi Kurozawa, Akiko Tamakoshi. Skipping Breakfast and Risk of Mortality from Cancer, Circulatory Diseases and All Causes: Findings from the Japan Collaborative Cohort Study. Yonago Acta Med. 2016;

59: 55-60.

Austin B Bigley, Richard J Simpson. NK cells and exercise: implications for cancer immunotherapy and survivorship. Discov Med. 2015; 19: 433-45.

Giselle Soares Passos, Dalva Poyares, Marcos Gonçalves Santana, Alexandre Abílio de Souza Teixeira, Fábio Santos Lira, Shawn D Youngstedt, Ronaldo Vagner Thomatieli dos Santos, Sergio Tufik, Marco Túlio de Mello. Exercise improves immune function, antidepressive response, and sleep quality in patients with chronic primary insomnia. Biomed Res Int. 2014; 2014: 498961

Samantha K Gill, Ana Teixeira, Luis Rama, Jonato Prestes, Fatima Rosado, Joanne Hankey, Volker Scheer, Krystal Hemmings, Paula Ansley-Robson, Ricardo J S Costa. Circulatory endotoxin concentration and cytokine profile in response to exertional-heat stress during a multi-stage ultra-marathon competition. Exerc Immunol Rev. 2015; 21: 114-28.

Masatada Wachi, Masahiro Koyama, Masanori Utsuyama, Barry B. Bittman, Masanobu Kitagawa, Katsuiku Hirokawa. Recreational music-making modulates natural killer cell activity, cytokines, and mood states in corporate employees. Med Sci Monit. 2007; 13(2): CR57-70.

第４章

厚生労働省『人口動態統計２０１８』

廣川勝昌，宇津山正典．免疫機能の評価判定とその回復について．Biotherapy. 2009; 23(1): 1-12.

第５章

Katsuhisa Sakano, Koufuchi Ryo, Yoh Tamaki, Ryoko Nakayama, Ayaka Hasaka, Ayako Takahashi, Shukuko Ebihara, Keisuke Tozuka, Ichiro Saito. Possible benefits of singing to the mental and physical condition of the elderly. Biopsychosoc Med. 2014; 8: 11.

厚生労働省『新型コロナウイルス感染症診療の手引き第２・２版』

Tomoki Maekawa, Naoki Takahashi, Koichi Tabeta, Yukari Aoki, Hirotaka Miyashita, Sayuri Miyauchi, Haruna Miyazawa, Takako Nakajima, Kazuhisa Yamazaki. Chronic oral infection with Porphyromonas gingivalis accelerates atheroma formation by shifting the lipid profile. PLoS One. 2011; 6(5): e20240.

文部科学省『日本食品標準成分表２０１５年版（七訂）』

Takae Ebihara, Hidenori Takahashi, Satoru Ebihara, Tatsuma Okazaki, Takahiko Sasaki, Aya Watando, Miyako Nemoto, Hidetada Sasaki. Capsaicin troche for swallowing dysfunction in older people. J Am Geriatr Soc. 2005; 53(5): 824-8.

日本消化器病学会『胃食道逆流症（ＧＥＲＤ）診療ガイドライン２０１５（改訂第2版）』

Kazunari Satomura, Tetsuhisa Kitamura, Takashi Kawamura, Takuro Shimbo, Motoi Watanabe, Mitsuhiro Kamei, Yoshihisa Takano, Akiko Tamakoshi. Prevention of upper respiratory tract infections by gargling: a randomized trial. Am J Prev Med. 2005; 29: 302-7.

M Adachi, K Ishihara, S Abe, K Okuda. Professional oral health care by dental hygienists reduced respiratory infections in elderly persons requiring nursing care. Int J Dent Hyg. 2007; 5(2): 69-74.

Adrian R Martineau, David A Jolliffe, Richard L Hooper, Lauren Greenberg, John F Aloia, Peter Bergman, Gal Dubnov-Raz, Susanna Esposito, et al. Vitamin D supplementation to prevent acute respiratory tract infections: systematic review and meta-analysis of individual participant data. BMJ. 2017; 356: i6583.

第6章

Min Liu, Shou-Zhen Cheng, Ke-Wei Xu, Yang Yang, Qing-Tang Zhu, Hui Zhang, Da-Ya Yang, et al. Use of personal protective equipment against coronavirus disease 2019 by healthcare professionals in Wuhan, China: cross sectional study. BMJ. 2020; 369: m2195.

大谷義夫　おおたに・よしお

池袋大谷クリニック院長。2005年に東京医科歯科大学呼吸器内科医局長に就任。米国ミシガン大学に留学などを経て、2009年に池袋大谷クリニックを開院。全国屈指の呼吸器内科の患者数を誇る。呼吸器内科のスペシャリストとしてテレビ等で情報発信を行う。著書に『絶対に休めない医師がやっている最強の体調管理』など。

日経プレミアシリーズ｜442

肺炎を正しく恐れる

二〇二〇年九月八日　一刷

著者　大谷義夫
発行者　白石　賢
発行　日経BP
日本経済新聞出版本部
発売　日経BPマーケティング
〒一〇五―八三〇八
東京都港区虎ノ門四―三―一二

装幀　ベターデイズ
組版　マーリンクレイン
印刷・製本　凸版印刷株式会社

ISBN 978-4-532-26442-0　Printed in Japan